Diagnostic Atlas of Liver High Specific Enhanced MRI

肝胆疾病高特异性对比剂增强MR诊断病例荟萃

主审　金征宇　陈　敏
主编　赵心明　宋　彬

中国科学技术出版社
·北京·

图书在版编目（CIP）数据

肝胆疾病高特异性对比剂增强 MR 诊断：病例荟萃 / 赵心明，宋彬主编 . — 北京：中国科学技术出版社，2021.1

ISBN 978-7-5046-8860-6

Ⅰ . ①肝… Ⅱ . ①赵… ②宋… Ⅲ . ①肝疾病—影像诊断—病案 ②胆道疾病—影像诊断—病案 Ⅳ . ① R575.04

中国版本图书馆 CIP 数据核字 (2020) 第 201866 号

策划编辑	王久红　　焦健姿	
责任编辑	王久红	
装帧设计	佳木水轩	
责任印制	李晓霖	

出　　版	中国科学技术出版社	
发　　行	中国科学技术出版社有限公司发行部	
地　　址	北京市海淀区中关村南大街 16 号	
邮　　编	100081	
发行电话	010-62173865	
传　　真	010-62179148	
网　　址	http: //www.cspbooks.com.cn	

开　　本	889mm×1192mm　1/16	
字　　数	183 千字	
印　　张	11.75	
版　　次	2021 年 1 月第 1 版	
印　　次	2021 年 1 月第 1 次印刷	
印　　刷	天津翔远印刷有限公司	
书　　号	ISBN 978-7-5046-8860-6 / R·2625	
定　　价	128.00 元	

编著者名单

主　审　金征宇　陈　敏

主　编　赵心明　宋　彬

副主编　张惠茅　居胜红　江新青　孙应实

编　者　（以姓氏汉语拼音为序）

　　　　蔡　萍　陆军军医大学第一附属医院

　　　　曹素娥　中山大学附属第三医院

　　　　陈　峰　浙江大学医学院附属第一医院

　　　　池晓萍　温岭市第一人民医院

　　　　崔　湧　北京大学肿瘤医院

　　　　丁胜楠　吉林大学第一医院

　　　　冯秋霞　南京医科大学第一附属医院

　　　　冯仕庭　中山大学附属第一医院

　　　　韩　萍　华中科技大学同济医学院附属协和医院

　　　　江新青　华南理工大学附属广州市第一人民医院

　　　　居胜红　东南大学附属中大医院

　　　　李晨霞　西安交通大学第一附属医院

　　　　李海鸥　山东大学齐鲁医院

　　　　李　琼　南京医科大学第一附属医院

　　　　李晓明　陆军军医大学第一附属医院

　　　　李　欣　华中科技大学同济医学院附属协和医院

　　　　李真林　四川大学华西医院

　　　　李子平　中山大学附属第一医院

　　　　梁　萌　中国医学科学院肿瘤医院

　　　　廖锦元　广西医科大学第一附属医院

刘希胜　南京医科大学第一附属医院

龙莉玲　广西医科大学第一附属医院

毛思月　中山大学肿瘤防治中心

莫　蕾　华南理工大学附属广州市第一人民医院

任阿红　首都医科大学附属北京友谊医院

沈　文　天津市第一中心医院

宋　彬　四川大学华西医院

孙书文　南京医科大学第一附属医院

孙应实　北京大学肿瘤医院

汤咪咪　中山大学附属第一医院

王　健　陆军军医大学第一附属医院

王　劲　中山大学附属第三医院

王可欣　南京医科大学第一附属医院

王梅云　河南省人民医院

王　青　山东大学齐鲁医院

王荃荣子　南京医科大学第一附属医院

王远成　东南大学附属中大医院

魏　毅　四川大学华西医院

文泽军　河南省人民医院

吴飞云　南京医科大学第一附属医院

武晨江　南京医科大学第一附属医院

肖文波　浙江大学医学院附属第一医院

谢传淼　中山大学肿瘤防治中心

谢双双　天津市第一中心医院

徐　辉　首都医科大学附属北京友谊医院

徐　旭　四川大学华西医院

徐　迅　南京医科大学第一附属医院

许乙凯　南方医科大学南方医院

闫晓初　陆军军医大学第一附属医院

杨海鹏　北京市房山区良乡医院

杨　健　西安交通大学第一附属医院

杨正汉　首都医科大学附属北京友谊医院

叶　枫　中国医学科学院肿瘤医院

叶圣利　浙江杭州树兰医院

叶　铮　四川大学华西医院

应世红　浙江大学医学院附属第一医院

张红霞　哈尔滨医科大学附属肿瘤医院

张惠茅　吉林大学第一医院

张　晶　南京医科大学第一附属医院

张　静　南方医科大学南方医院

张　磊　吉林大学第一医院

张修石　哈尔滨医科大学附属肿瘤医院

张月浪　西安交通大学第一附属医院

张　韵　四川大学华西医院

赵心明　中国医学科学院肿瘤医院

郑传胜　华中科技大学同济医学院附属协和医院

郑泽宇　南方医科大学南方医院

朱飞鹏　南京医科大学第一附属医院

主审简介

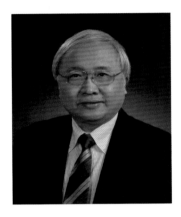

金征宇　男，1960年生于北京，汉族，中共党员。主任医师、教授，博士研究生及博士后导师。中国医学科学院北京协和医院放射科主任，北京协和医学院影像医学与核医学系系主任，中国医学科学院医学影像研究中心主任。中华放射学会主任委员，中国医师协会放射医师分会候任会长，《中华放射学杂志》总编辑，中华国际医学交流基金会副理事长，中国医学装备协会副理事长，中国医学装备协会磁共振应用专业委员会主任委员，中国医疗保健国际交流促进会放射学分会主任委员，中国老年医学会放射学分会主任委员，北京医师协会放射分会会长，中华医学会理事，中国医师协会住院医师规范化培训放射科专业委员会副主任委员，中国生物物理学会分子影像学专业委员会副主任委员，北京医师协会介入医学专家委员会副主任委员，北京非公立医疗机构协会放射专业委员会主任委员，中国研究型医院学会肿瘤影像诊断学专业委员会名誉主任委员，中国医疗保健国际交流促进会介入诊疗学分会名誉主任委员，《中国医学影像技术杂志》《介入放射学杂志》《磁共振成像杂志》《临床放射学杂志》《肝癌电子杂志》副主编，《实用放射学杂志》《放射学实践杂志》《中国循环杂志》《中国医学科学院学报》《Chinese Medical Sciences Journal》《心肺血管病杂志》《癌症进展》《生物医学工程与临床》编委，国家卫生部全国肿瘤规范化诊疗专家委员会（影像诊断组）委员，中国第十届药典委员会委员，中国医院协会医学影像中心管理分会委员，北美放射学会（RSNA）终身荣誉会员（2014年），日本放射学会（JCR）终身荣誉会员（2016年），欧洲放射学会（ECR）终身荣誉会员（2018年），法国放射学会（SFR）终身荣誉会员（2018年），美国伦琴射线学会（ARRS）终身荣誉会员（2019年），德国放射学会终身荣誉会员（2019年），国际放射策略研讨协会（IS3R）副主席（2019年），北美放射学会（RSNA）大中华区委员会主席（2019年）。

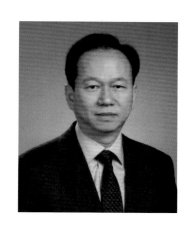

陈　敏　北京医院放射科主任兼医学影像中心主任。医学博士，主任医师、教授，博士研究生及博士后导师，中央保健委员会专家组成员。北京医院放射科（北京大学第五临床医学院）主任兼医学影像中心主任，北京协和医学院及北京大学医学部博士研究生导师，北京协和医学院博士后导师。中华医学会放射学分会副主任委员，北京放射学分会候任主任委员，中国医师协会放射学分会常务委员，《中华放射学杂志》副总编辑。2018年获第十一届"中国医师奖"。临床工作主要从事腹部及泌尿生殖系统疾病的影像诊断和全身磁共振诊断。

主编简介

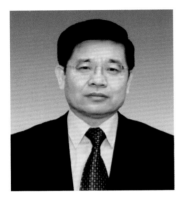

赵心明　中国医学科学院肿瘤医院影像诊断科主任，主任医师，博士研究生导师。中华医学会放射学分会常委兼腹部学组组长，中国医师协会放射医师分会常委兼乳腺影像专业委员会主任委员，中国研究型医院学会肿瘤影像诊断学专业委员会主任委员，中国抗癌协会肿瘤影像专业委员会副主任委员，中国装备协会普通放射装备专业委员会副主任委员兼秘书长，中国医疗保健国际交流促进会胰腺疾病分会副主任委员，中国医疗保健国际交流促进会放射学分会常委，中国老年医学学会放射学分会常委，中国医学影像技术研究会咨询工作委员会和放射分会委员。中央保健会诊专家。《中华放射学杂志》《临床放射学杂志》《中国医学影像技术》《中国癌症防治杂志》《肿瘤影像学》期刊编委。国家及教育部、北京市科技奖励评审专家，多项科研课题的评审专家。从事肿瘤影像诊断工作 30 余年，擅长肿瘤影像诊断的综合分析能力和诊断疑难病例的能力。在肝胆胰肿瘤的影像诊断方面，有较深造诣。承担过全国放射学大会、腹部学组会议、相关论坛及培训班的专家讲座和会议主持。主要致力于腹部肿瘤综合影像、分子影像、人工智能及影像组学等方面的研究，在研国家级及省部级等多项课题，科研经费 500 多万元。获省部级以上科研成果奖 7 项。主编专著 3 部，参编专著数十万字。发表学术论文 100 余篇，其中作为通讯作者发表 SCI 收载论文 25 篇。

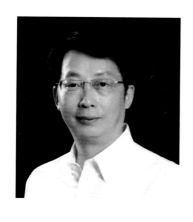

宋　彬　四川大学华西医院放射科暨影像中心主任，教授、博士研究生导师。中华医学会放射学分会常委、副秘书长，对外交流合作工作委员会主任，腹部学组前任组长；中国医师协会放射医师分会副会长，对外交流合作委员会主任；中国医学影像技术研究会副会长；四川省放射医学质量控制中心主任；四川省医学会放射专委会前主任委员；四川省国际医学交流促进会医学影像专委会主任委员；四川省医师协会放射医师分会名誉主委；成都医学会常务理事；亚洲腹部放射学会执委会委员；By-Law Committee 主席。

序

　　肝胆疾病是临床常见病，且病种繁多。磁共振对肝胆病变的检出和鉴别诊断在临床多学科中扮演着重要的角色。近年来，磁共振成像（MRI）在软件、硬件及对比剂应用方面取得长足进步，具有很高的软组织分辨率，能够提供多参数和肝胆特异性对比剂增强成像，是肝胆局灶性和弥漫性病变的重要影像诊断手段。此外，MRI 功能成像能够提升治疗前诊断与治疗中评估的准确性，并提供更多的疾病预后信息。

　　钆塞酸二钠（Gadoxetic Acid，Gd-EOB-DTPA）是肝脏高特异性MRI 对比剂，肝脏摄取率可达 50% 左右，可进行独特的肝胆特异期成像。Gd-EOB-DTPA 能够显著提高肝脏小病灶的检出率，并为病变鉴别诊断提供重要的功能学信息，从而进一步提高治疗计划的精准性、改善患者的预后，已被国内外主流肝癌诊疗相关指南、规范列为一线推荐的影像学检查之一。因 Gd-EOB-DTPA 的摄取和排泄与肝胆功能状态直接相关，因此也被广泛用于肝脏功能评价、肝脏弥漫性病变及胆道疾病的诊断。Gd-EOB-DTPA 增强 MRI 的成像技术、影像特征及诊断方法与常规的细胞外或肝脏低特异性对比剂有所不同，在临床工作中容易引起混淆。随着 Gd-EOB-DTPA 的临床应用日益广泛，在肝胆疾病多学科联合诊疗中发挥越来越重要的作用，因此很有必要编写一部系统介绍 Gd-EOB-DTPA，同时汇集各类肝胆疾病应用病例的实用参考书，供广大影像、临床医师学习参考。

　　赵心明、宋彬两位主编在影像诊断方面有着丰富的临床经验和深厚的学术造诣，此次与国内多位著名影像学专家联合编写了本书，不仅参阅了大量的国内外文献，还结合临床实际应用病例及颇具价值的病例图片，对各种肝胆疾病的 Gd-EOB-DTPA 增强 MRI 影像表现和临床意义进行了解读，并给予精练的影像表现评述与建议，表述简明扼要，帮助读者对各类病变的诊断要点了然于胸。Gd–EOB–DTPA 增强 MRI 有其特殊性，书中对 Gd–EOB–DTPA 的基本特性、注射和扫描方案、临床应用推荐均进行了系统阐述。此书内容丰富、层次清楚，贴近临床实际，是一部难得的参考工具书。相信本书的出版能够深化影像和临床医师对肝胆高特异性 MRI 的认知，提升 Gd–EOB–DTPA 规范化、合理化应用与推广，从而进一步提高我国肝胆疾病的整体诊疗水平。

中国医学科学院北京协和医院

北京医院

前　言

　　磁共振成像（MRI）作为一种不断发展的无创、无电离辐射的影像学检查方法，是继 CT 之后一个重要的里程碑。MRI 技术与对比剂的快速发展，显著提升了影像诊断质量。在肝胆疾病领域，MRI 多参数成像结合高特异性对比剂肝胆期图像，不仅能够提供高分辨率的形态学特征，同时能够获得很多功能学信息，让相关疾病的诊断、分期、治疗、随访等方面均达到一个新高度。编写一部系统反映肝脏高特异性 MRI 对比剂临床实践与主要前沿发展的参考书，将非常有益影像医师和临床医师的日常工作、科研及教学工作。

　　全书分为 8 章，以介绍 Gd-EOB-DTPA 的基本理化性质、成像原理开篇，然后在成像技术方面，阐述了 Gd-EOB-DTPA 注射方案、扫描序列及相关注意事项，为规范化应用和质量控制提供了相关指导。病例荟萃部分，则全面展示了各种肝胆疾病的影像诊断图片，包括恶性局灶性病变（如肝细胞癌、肝脏转移瘤等）和良性病变（如局灶性结节增生、肝血管瘤等）。本书还介绍了在肝功能评估、微血管侵犯评估等前沿领域的应用。对于重要疾病，分为典型病例和非典型病例进行阐释，包括图像特征与定义、图例与解读，以及高度概括的影像表现评述与建议。此外，还纳入了治疗前后评估的内容，如肝细胞癌、胆道疾病的术前与术后评估等。

　　在本书编写过程中，承蒙各位专家的大力支持与帮助，在此表示衷心的感谢！各位参与编写的专家，在繁忙的工作中抽出宝贵时间，查阅国内外文献、总结临床经验、收集有价值的病例，正是大家辛勤的付出，才使本书顺利出版面世，在此深表谢意。

　　由于科学技术发展日新月异，编者所收集的病例数量有限，书中所述可能存在一些不足及疏漏之处，恳请各位学界前辈、同仁和读者批评指正！

中国医学科学院肿瘤医院

四川大学华西医院

目　录

第1章 钆塞酸二钠简介

第一节 概 述

一、成分及基本特征

钆塞酸二钠（gadolinium-ethoxybenzyl-diethylenetriaminepentaacetic acid，Gd-EOB-DTPA），它是在二乙三胺五乙酸钆（gadolinium diethylentriamine pentaacetic acid，Gd-DTPA）的基础上添加脂溶性的乙氧基苯甲基（ethoxybenzyl，EOB）基团而形成的，EOB基团的加入使其能被功能正常的肝细胞特异性摄取，因此同时具有传统非特异性细胞外对比剂和肝胆特异性对比剂的双重特性，对肝脏病变的检出和诊断具有显著优势。

1. 成分

钆塞酸二钠化学名为（4S）-4-（4-乙氧苯基）-3，6，9-三（羧甲基）-3，6，9-三氮杂十一烷二酸，钆螯合物，二钠盐。分子式为 $C_{23}H_{28}N_3O_{11}Gd \cdot 2Na$，分子量 725.72（图 1-1）。

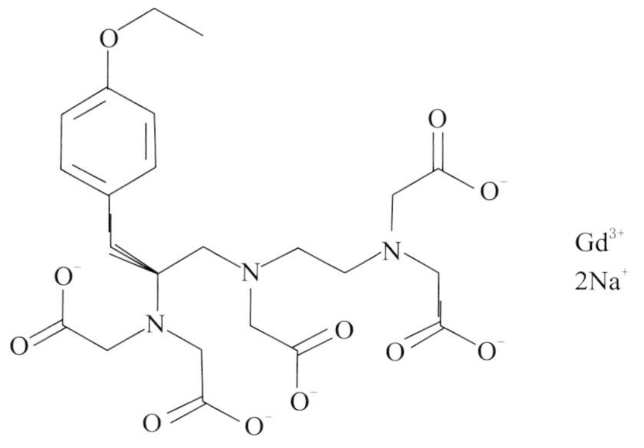

▲ 图 1-1 钆塞酸二钠结构式

钆塞酸二钠是顺磁性对比剂，其对比增强作用是由稳定的含钆复合物介导的。在 0.47T、pH 为 7、温度为 39℃的条件下的顺磁效应即弛豫率（取决于对血浆中质子的自旋 – 晶格弛豫时间的影响）约为 8.7L/（mmol·s），并且与磁场强度只有很小的相关性。在 T_1 加权扫描时，钆离子诱导处于激发态的原子核，使其自旋 – 晶格弛豫时间缩短，导致信号强度增加，进而导致某些组织的图像对比增强。

EOB–DTPA 和顺磁性的钆离子形成一种稳定化合物，具有极高的热力学稳定性（log K_{Gdl} = –23.46）。钆塞酸二钠是一种高度水溶性的亲水化合物，同时由于含有乙氧基苯甲基（EOB）而具有一定亲脂性。

2. 理化性质

商品即用型钆塞酸二钠溶液（普美显，Primovist）为无色至微黄色的澄明液体，有如下基本理化性质。

37℃时重量摩尔渗透压浓度：688mOsm/kgH$_2$O。

37℃时黏度：1.19mpa·s。

37℃时密度：1.0881g/ml。

pH：7.0。

3. 药代动力学

(1) 分布：静脉注射后，本品快速扩散入细胞外间隙。对大鼠和狗静脉注射 Gd–EOB–DTPA 7d 后，在其体内仅测得低于 1% 的注射剂量，其中在肾脏和肝脏中的浓度最高。本品不能通过完整的血 – 脑屏障，仅有少量可扩散通过胎盘屏障。

(2) 清除：在人体中，Gd–EOB–DTPA 在血清中的有效半衰期为 1.0 ± 0.1 h，其与注射剂量无显著相关性，其终末半衰期为 1.65 ± 0.23h 或更少。在低于 0.4ml/kg（100μmol/kg）的剂量下，药代动力学呈剂量 – 线性特征。Gd–EOB–DTPA 以相同的量通过肾脏和肝胆途径完全清除。

(3) 患者的特性：在严重肾脏或肝胆损害的患者中，本品的清除方式发生相应的改变。在严重肝脏损害的患者中，血清半衰期轻度延长；而在严重肾脏损害（需要血液透析）的患者中，半衰期显著延长。

4. 毒理研究

动物急性毒性、亚急性毒性研究和遗传毒性研究结果未显示本品用于诊断对人体有特殊危害。

(1) 全身毒性：对于遥测的意识清醒的犬，给予最高剂量 0.5mmol/kg（人体所用剂量的 20 倍）进行试验时，曾观察到较小的一过性的 QT 间期延长。在离体豚鼠乳头肌中，高浓度的 Gd-EOB-DTPA 能阻滞 HERG 通道，延长动作电位时间。这意味着过量使用本品时可能会导致 QT 间期的延长。在给予小鼠本品剂量约 1.1mmol/kg 时，3 只小鼠中有 1 只出现步态异常，异常发生于给药结束 30min 后，在给药结束 4 h 后消失。目前在其他系统器官的安全性药理学研究中尚无异常发现。

(2) 遗传毒性：在体外细菌回复突变试验中，或人外周血淋巴细胞的染色体畸变试验中，钆塞酸二钠未显示诱导突变作用。在静脉注射 4mmol/kg 本品后，小鼠体内微核试验结果为阴性。

(3) 生殖毒性：在大鼠和家兔中进行了生殖和发育毒性研究。在相当于人体推荐单次给药剂量的 32 倍（按体表面积计算）时，钆塞酸二钠用于器官形成期间的妊娠大鼠时没有致畸作用，但在相当于人体剂量 3.2 倍（按体表面积计算）时观察到着床后丢失、吸收率增加和窝仔数量降低，但此情况为每日重复给药，其在动物体内的总暴露量明显高于人体常规剂量单次给药达到的暴露量。给药剂量为人体临床剂量的 6.5 倍（按体表面积计算）时，本品不影响雄性和雌性大鼠的生育力和一般生殖行为。

(4) 局部耐受性和潜在致癌性：局部耐受性实验显示本品血管内注射（静脉内和动脉内）和静脉旁注射给药具有良好的耐受性。但肌内注射给药会引起局部不耐受反应，包括中度组织间隙出血、水肿和局部肌纤维坏死，因此在人体应该严格避免肌内注射。

二、成像原理及特点

Gd-EOB-DTPA 独特的化学结构，决定了其特有的生物学行为：一方面与普通对比剂有相似的生物学特性，即低相对分子量和低蛋白结合率的亲水化合物，静脉注射后经血流到达肝脏，快速渗透进肝内毛细血管网并广泛分布于细胞外间隙后迅速达到平衡状态，由于分子中存在 Gd^+，通过增加组织的黏滞度增加 T_1 弛豫率而缩短组织 T_1 弛豫时间，可作为非特异性细胞外间隙的对比剂，并通过肾脏排泄；另一方面，注射一段时间后，Gd-EOB-DTPA 的分子结构中亲脂的 EOB 基使它能与血浆蛋白结合，通过肝细胞膜上的有机阴离子转运多肽 1（organic anion transporting polypeptide 1，OATP1）选择性地进入有功能的肝细胞内，后经胆小管多特异性有机阴离子转运体

（canalicular mukispecific organic anion transporter，cMOAT）或多药耐药蛋白 2（multidrug resistance-associated protein 2，MRP2）排泄入胆小管内，比例高达约 50%（图 1-2）。

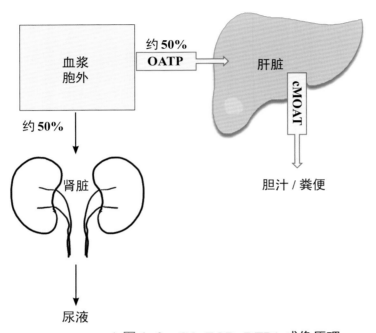

▲ 图 1-2 **Gd-EOB-DTPA 成像原理**

OATP. 有机阴离子转运多肽；cMOAT. 胆小管多特异性有机阴离子转运体

Gd-EOB-DTPA 一方面具有非特异性细胞外间隙对比剂 Gd-DTPA 相似的多期动态增强效果，另一方面，肝功能正常者注射 Gd-EOB-DTPA 后 10～20min 肝实质最大限度增强，同时胆系也可显影，该期相称为肝胆特异期，因此 Gd-EOB-DTPA 与细胞外间隙对比剂相比，除了可以进行 3 期动态增强扫描反映病灶的血供情况外，还可以在肝胆特异期提供更多的肝细胞摄取功能的信息。

正常肝组织或含有正常摄取功能肝细胞的良性肝硬化结节中，肝胆特异期摄取 Gd-EOB-DTPA 而呈高信号，而肝细胞癌等病变组织中，由于肝细胞的正常吞噬功能受到损害，病灶区对 Gd-EOB-DTPA 的摄取显著低于正常肝细胞，从而可明显区分病变部位，提高病灶诊断的敏感性与准确性，因此 Gd-EOB-DTPA 可以提高对肝脏局灶性病变的检出及定性诊断能力，尤其对微小病灶（直径 < 1.0cm）的检出和鉴别诊断具有优势。因 Gd-EOB-DTPA 部分经胆道系统排泄，对于胆系疾病及评价肝功能等也有潜在应用前景。

（居胜红　王远成）

第二节　肝脏高特异性 MRI 对比剂扫描方案推荐

一、对比剂注射方案与注意事项

常规剂量为 0.1ml/kg（0.025mmol/kg），使用 Gd-EOB-DTPA 结合 20～30ml 生理盐水，通过大孔注射针头或留置管（推荐用 18～20G）静脉推注，注射流率为 1ml/s。

Gd-EOB-DTPA 的钆含量和使用剂量较低，分别为普通细胞外钆对比剂的 1/2（0.025mmol/ml）和 1/4（0.025mmol/kg）。在保证其他条件不变的情况下，与普通细胞外钆对比剂 MRI 增强扫描相比，Gd-EOB-DTPA 的较低钆含量和较低使用剂量均会造成进入人体的钆浓度较低，血管强化程度降低，且较低的使用剂量还会使强化持续时间缩短。减慢注射流率可以延长注射时间，进而延长强化持续时间，并使 Gd-EOB-DTPA 与血浆蛋白充分结合，提高弛豫率，从而提高强化峰值。因此，使用缓慢的 1ml/s 注射流率有利于保证动脉期强化效果。

Gd-EOB-DTPA 适用于 18 岁以上非孕妇、非哺乳期的患者。对该对比剂活性成分或相关任何辅料过敏的患者禁用。除非诊断必需且不能通过非对比剂增强获得，急性或慢性重度肾功能不全 [肾小球滤过率 ＜ 30ml/（min·1.73m^2）]、因肝肾综合征所致或在肝移植手术期间出现任何程度的急性肾功能不全的患者慎用。此外，应警惕药物的不良反应，绝大多数不良反应多发生在对比剂注射后 30min 内，检查结束后需对患者进行 30min 的观察，并预先准备针对过敏反应的治疗药物和急救措施。

Gd-EOB-DTPA 采用预装玻璃注射器包装，使用高压注射器或手推注射法均可。使用高压注射器注射时，整个过程应在无菌操作下完成。使用手推注射法，应对护士进行统一培训，确保注射速率的一致性和均匀性，以及注射对比剂和随后注射盐水之间的连贯性。

二、扫描序列的选择、顺序及注意事项

Gd-EOB-DTPA 增强 MRI 检查的推荐扫描序列流程依次为：①横轴面同、反相位梯度回波 T$_1$WI 序列；②MR 胰胆管成像（选择性应用）；③横轴面脂肪抑制三维梯度

回波 T_1WI 序列；④注射 Gd–EOB–DTPA+ 生理盐水；⑤横轴面脂肪抑制三维梯度回波 T_1WI 序列肝动脉期、门静脉期；⑥冠状面脂肪抑制三维梯度回波 T_1WI 序列；⑦脂肪抑制三维梯度回波 T_1WI 序列移行期（对比剂注射后 2～5min）；⑧横轴面呼吸触发快速自旋回波脂肪抑制 T_2WI 序列；⑨横轴面单次激发自旋回波平面回波成像扩散加权序列，低 b 值 0～50s/mm^2，高 b 值 600～1000s/mm^2；⑩磁敏感加权成像（选择性应用）；⑪横轴面脂肪抑制三维梯度回波 T_1WI 序列肝胆特异期；⑫冠状面脂肪抑制三维梯度回波 T_1WI 序列肝胆特异期。总共扫描用时 15～25min。

Gd–EOB–DTPA 增强 MRI 扫描难点及注意事项主要为如何获取优质的动脉期、移行期和肝胆期图像。在扫描过程中可能遇到触发扫描时相不佳、患者屏气困难、K 空间不均匀填充等因素所造成的伪影，甚至影像质量不满足临床诊断需求。基于基础理论和临床扫描技术，获得满足临床诊断需求的肝动脉期、移行期和肝胆期图像，有如下注意事项。

（一）动脉期扫描注意事项

1. 肝脏动脉期的分期

分为两个亚期，即肝脏动脉早期与肝脏动脉晚期。图像特征描述包括：①肝脏动脉早期，肝动脉及其分支完全强化，肝门静脉、肝静脉未见强化；②肝脏动脉晚期，肝动脉及其分支完全强化、肝门静脉强化、肝静脉未见强化。

2. 推荐肝脏动脉晚期增强图像

由于钆塞酸二钠注射的摩尔剂量仅为常规对比剂的 1/4，导致进入人体的钆浓度较低，其循环和稀释过程均与常规对比剂有区别，使用经验法扫描有可能导致动脉期捕获不准确。为了选择更好的动脉期图像采集时间点，推荐采用透视示踪法，以实时监测对比剂在体内的循环情况，从而更精确地获取动脉期图像。在设备条件允许的情况下，建议采用多动脉期扫描；LI–RADS v2018 指南推荐对动脉期图像进行减影和 MPR 后处理。

3. 减少各类伪影对图像质量的影响

根据磁共振成像原理，扫描图像常受外界干扰而产生多种类型的伪影，腹部扫描较其他部位更易受到生理性运动的影响，如屏气困难、血管搏动、胃肠道蠕动等。有报道 Gd–EOB–DTPA 增强 MRI 在动脉期扫描时，少数患者出现短暂的恶心、呼吸困难等一过性症状，使患者无法持续屏气导致图像出现呼吸运动伪影。因此，检查前与患者的沟通至关重要，预先告知患者可能发生上述现象，使患者有充分的心理准备，有助于其配合完成检查，并获得优秀的图像。

(1) 缩短患者动脉期屏气的时长：采用磁共振新技术进行动脉期的扫描，例如鸡尾酒并行采集技术可以在保证一定信噪比的情况下进一步加快成像速度。K 空间视野共享技术则可以进一步实现快速扫描。当然，在日常工作中，如果成像设备较为陈旧，技术无法满足，亦可以尝试适当降低分辨率或缩短相位编码方向的扫描野等方式缩短扫描时间，进而减少屏气时长。

(2) 在设备条件允许的情况下，使用一些抑制呼吸伪影的新技术：如 K 空间放射填充技术和压缩感知重建技术等。

(3) 重视患者的屏气训练：如从注射 Gd–EOB–DTPA 之前至对比剂开始注射，持续对患者施加呼吸指令，目的是使患者在动脉期扫描前期保持持续均匀性的呼吸，从而有助于提高患者屏气的耐受性，减少呼吸伪影出现的概率。

(4) 优化对比剂注射方案：研究表明，减慢注射速率可以延展 Gd–EOB–DTPA 注射的时间窗，有利于保证 K 空间填充的均匀性，从而减少动脉期 Ghost 伪影产生的概率。因此，推荐使用较慢的速率（1ml/s）注射未稀释的 Gd–EOB–DTPA。

（二）门静脉期及移行期扫描注意事项

门静脉期图像特征描述：肝门静脉完全强化、肝静脉通过顺行性血流强化、肝脏实质通常到达强化峰值。移行期图像特征描述：肝脏血管和肝脏实质信号强度相近，Gd–EOB–DTPA 在肝实质细胞内和细胞外间隙均充分分布。在门静脉期之后增加冠状位扫描的目的在于充分显示门静脉的情况，以及病灶与门静脉的关系。移行期可同时表现出 Gd–EOB–DTPA 在细胞内外的对比特性。

（三）肝胆特异期扫描注意事项

1.肝胆特异期图像特征描述
肝实质信号高于肝脏血管信号，观察到 Gd–EOB–DTPA 排泄至胆道系统。

2.优化检查流程
由于肝胆特异期成像需在注射对比剂后延迟至少 10min 进行，检查总时间较长，且在多期动态增强扫描与肝胆特异期之间有较长的空闲时段。研究结果显示，Gd-EOB-DTPA 对采用 T_2WI 和 DWI 序列显示病灶及测定 ADC 值等基本无影响。因此，将 T_2WI 和 DWI 序列移至多期动态增强扫描后检查可缩短整个检查时间。需要说明的是，对于肾盂等可能已有 Gd-EOB-DTPA 排泄的组织区域，由于高浓度 Gd-EOB-DTPA 对 T_2 的影响，肾盂在 T_2WI 图像上可表现为低信号。另外，Gd-EOB-DTPA 增强后排泄入胆系，浓度较高时在常规 MR 胰胆管成像可呈低信号，易与结石等充盈缺损低信号混淆。因此，不推荐在 Gd-EOB-DTPA 增强后行常规 MR 胰胆管成像检查。

3. 优化肝胆期翻转角

大量文献就肝胆期扫描翻转角进行了讨论，认为适当增大翻转角将增加肝胆期肝实质背景及病灶的对比度《肝胆特异性 MRI 对比剂钆塞酸二钠临床应用专家共识》中推荐根据 MRI 设备的具体情况，在肝胆特异期扫描时使用 20°～40° 翻转角。适当增大翻转角有利于提高图像信噪比（SNR）和对比噪声比（CNR），但是过度增加翻转角不一定有益，如下原因应当被考虑进去：①每种组织成分的厄恩斯特角（Ernst angle），等于 $arcoss(e^{-TR/T_1})$；②纵向磁化矢量的稳态；③人体射频能量吸收率（specific absorption rate, SAR）。根据文献及小样本验证推荐，在 1.5T 设备上使用 20°～30° 翻转角，在 3.0T 设备上使用 15°～25° 翻转角。

4. 其他

在肝胆特异期观察到肝脏实质信号强度明显高于血管信号强度，且胆系显影时，建议结束扫描；而对于肝胆特异期胆系未显影的患者，则需要进一步延迟扫描：针对这类患者，建议在对比剂注射 40min 后（不超过 60min）补充扫描脂肪抑制三维梯度回波 T_1WI 序列。

Gd-EOB-DTPA 从肝细胞外摄取至细胞内的快慢与肝功能相关。一般来说，肝功能正常的患者会比肝功能异常的患者摄取速度更快。有学者认为，肝胆期肝实质背景的强化程度与凝血酶原活度（PT activity）、总胆红素水平（total bilirubin level）和总胆固醇水平（total cholesterol level）有关。对于凝血酶原活度不低于 86.9% 的患者，可以适当缩短扫描时间。对于具有肝硬化背景的患者，亦有文献提出，对于轻度肝功能失常，Child-Pugh A 的患者 15 min 延时强化期能够达到足够的诊断效能。

（李真林　徐　旭）

第三节　钆塞酸二钠增强 MRI 应用推荐

钆塞酸二钠（Gd-EOB-DTPA）具备一次扫描即可获得动态成像和肝胆特异期成像的优势，同时提供病灶的血供信息和正常肝细胞功能信息，越来越广泛应用于临床，逐步在肝癌等肝胆疾病的诊疗中发挥出重要作用。研究显示，Gd-EOB-DTPA 增强 MR 作为初始检查方式具有更好的诊断性能，减少患者因不确诊需要再次影像检查的次数。2016 年中华医学会放射学分会腹部学组对 Gd-EOB-DTPA 的临床应用发布专家共识，推荐其适用于以下 6 类人群。

1. 超声、MSCT 或 Gd-DTPA 增强 MRI 表现不典型的肝细胞癌（HCC）患者，同时包括肝硬化相关结节的鉴别诊断

Gd-EOB-DTPA 增强 MRI 能够提高 MRI 对早期或不典型 HCC 的检出率及定性诊断的准确性，有助于早期 HCC 与不典型增生结节（DN）的鉴别诊断；可提高 ≤ 1.0cm 的 HCC 的检出率和对 HCC 诊断及鉴别诊断的准确性；对于 AFP 持续增高或伴有高危因素但 US、CT 等影像学检查阴性的患者可能有帮助。APASL 指南同样推荐 Gd-EOB-DTPA 增强 MRI 作为 HCC 一线诊断工具，认为 Gd-EOB-DTPA 增强 MRI 可检出极早期 HCC 病变，是诊断 HCC 最敏感的工具。

2. 经 MSCT 或 Gd-DTPA 多期动态增强 MRI 诊断的典型 HCC 患者根治性治疗术前评估

Gd-EOB-DTPA 增强 MRI 能够提高小 HCC 的检出率，可能改变既定治疗方案，有助于提高肿瘤的根治率，减少术后复发和转移。

3. HCC 局部治疗后评估

Gd-EOB-DTPA 增强 MRI 在 HCC 局部治疗后随访中，对于早期检出新发小病灶有优势。

4. 肝转移瘤患者治疗方案制订的优选影像检查

Gd-EOB-DTPA 增强 MRI 能明显提高小转移灶的检出率，有助于定性诊断，对转移瘤诊断性能更优、更利于制订治疗方案。对于疑似结直肠癌肝转移的患者，如初次检查使用 Gd-EOB-DTPA 增强 MR（相对于增强 CT、细胞外对比剂增强 MR），需要调整手术方案的患者比例最少。

5. 非肝硬化相关局灶性良性病变的鉴别诊断

Gd–EOB–DTPA 增强 MRI 对 FNH 的准断准确性高。

6. 胆系术后并发症的评估

Gd–EOB–DTPA 增强 MRI 是判断胆系疾病术后并发症的重要补充方法，与常规 MRCP 有互补作用。

（赵心明　梁　萌）

参 考 文 献

[1] 钆塞酸二钠注射液说明书 . Bayer Schering Pharma. Gadoxetic Acid Disodium Injection–CNI Change No. BJP2009046/05.

[2] 中华医学会放射学分会腹部学组 . 肝胆特异性 MRI 对比剂钆塞酸二钠临床应用专家共识 [J]. 中华放射学杂志，2016，50（9）：641–646.

[3] 饶圣祥，曾蒙苏 . 肝特异性对比剂钆塞酸二钠的临床应用新进展 [J]. 中华放射学杂志，2019，53（12）：1031–1036.

[4] Jia J，Puls D，Oswald S，et al. Characterization of the intestinal and hepatic uptake/efflux transport of the magnetic resonance imaging contrast agent gadolinium-ethoxylbenzyldiethyle netriamine-pentaacetic acid [J]. Invest Radiol，2014，49（2）：78-86.

[5] 夏春潮 . 肝胆特异性对比剂钆塞酸二钠增强MRI扫描方案专家共识[J]. 临床肝胆病杂志，2020，36（3）：519–521.

[6] 饶圣祥 . 肝胆特异性 MRI 对比剂钆塞酸二钠临床应用专家共识 [J]. 中华放射学杂志，2016，50（9）：641–646.

[7] Li RK，Palmer SL，Zeng MS，et al. Detection of Endogenous Iron Reduction during Hepatocarcinogenesis at Susceptibility–Weighted MR Imaging：Value for Characterization of Hepatocellular Carcinoma and Dysplastic Nodule in Cirrhotic Liver [J]. PLoS One, 2015, 10（11）：e0142882.

[8] Haradome H，Grazioli L，Tsunoo M，et al. Can MR fluoroscopic triggering technique and slow rate injection provide appropriate arterial phase images with reducing artifacts on gadoxetic acid–DTPA（Gd–EOB–DTPA）–enhanced hepatic MR imaging? [J]. J Magn Reson Imaging, 2010, 32（2）：334–340.

[9]　Davenport MS，Caoili EM，Kaza RK，et al. Matched within–patient cohort study of transient arterial phase respiratory motion–related artifact in MR imaging of the liver：gadoxetate disodium versus gadobenate dimeglumine [J]. Radiology, 2014, 272（1）：123–131.

[10]　Guglielmo FF，Mitchell DG，Gupta S. Gadolinium contrast agent selection and optimal use for body MR imaging [J]. Radiol Clin North Am, 2014, 52（4）：637–656.

[11]　Iyama Y，Nakaura T，Yokoyama K，et al. Comparison of the Timing of Hepatic Arterial Phase and Image Quality Using Test–Bolus and Bolus–Tracking Techniques in Gadolinium–Ethoxybenzyl–Diethylenetriamine Pentaacetic Acid–Enhanced Hepatic Dynamic Magnetic Resonance Imaging [J]. J Comput Assist Tomogr, 2017, 41（4）：638–643.

[12]　Davenport MS，Viglianti BL，Al–Hawary MM，et al. Comparison of acute transient dyspnea after intravenous administration of gadoxetate disodium and gadobenate dimeglumine：effect on arterial phase image quality [J]. Radiology, 2013, 266（2）：452–461.

[13]　Kim YC，Min JH，Kim YK，et al. Intra–individual comparison of gadolinium–enhanced MRI using pseudo–golden–angle radial acquisition with gadoxetic acid–enhanced MRI for diagnosis of HCCs using LI–RADS [J]. Eur Radiol, 2019, 29（4）：2058–2068.

[14]　Weiss J，Taron J，Othman AE，et al. Feasibility of self–gated isotropic radial late–phase MR imaging of the liver [J]. Eur Radiol, 2017, 27（3）：985–994.

[15]　Fujinaga Y，Ohya A，Tokoro H，et al. Radial volumetric imaging breath–hold examination（VIBE）with k–space weighted image contrast（KWIC）for dynamic gadoxetic acid（Gd–EOB–DTPA）–enhanced MRI of the liver：advantages over Cartesian VIBE in the arterial phase [J]. Eur Radiol, 2014, 24（6）：1290–1299.

[16]　Gomi T，Nagamoto M，Hasegawa M，et al. Radial MRI during free breathing in contrast–enhanced hepatobiliary phase imaging [J]. Acta Radiol, 2014, 55（1）：3–7.

[17]　Chandarana H，Block TK，Ream J，et al. Estimating liver perfusion from free–breathing continuously acquired dynamic gadolinium–ethoxybenzyl–diethylenetriamine pentaacetic acid–enhanced acquisition with compressed sensing reconstruction [J]. Invest Radiol, 2015, 50（2）：88–94.

[18]　Song JS，Choi EJ，Park EH，et al. Comparison of transient severe motion in gadoxetate disodium and gadopentetate dimeglumine–enhanced MRI：effect of modified breath–holding method [J]. Eur Radiol, 2018, 28（3）：1132–1139.

[19]　Gutzeit A，Matoori S，Froehlich JM，et al. Reduction in respiratory motion artefacts on gadoxetate–enhanced MRI after training technicians to apply a simple and more patient–

adapted breathing command [J]. Eur Radiol, 2016, 26（8）：2714–2722.

[20] Cohen–Hallaleh V，Guo L，Hosseini–Nik H，et al. Does injection flow rate have an impact on arterial phase image degradation in liver MRI? A comparison of gadoxetic acid versus gadobutrol [J]. Clin Radiol, 2017, 72（11）：994.e1–994.e8.

[21] Park YS，Lee J，Kim JW，et al. Second shot arterial phase to overcome degraded hepatic arterial phase in liver MR imaging [J]. Eur Radiol, 2019, 29（6）：2821–2829.

[22] Cho ES，Yu JS，Park AY，et al. Feasibility of 5–minute delayed transition phase imaging with 30° flip angle in gadoxetic acid–enhanced 3D gradient–echo MRI of liver, compared with 20–minute delayed hepatocyte phase MRI with standard 10° flip angle [J]. Am J Roentgenol, 2015, 204（1）：69–75.

[23] Bashir MR，Merkle EM. Improved liver lesion conspicuity by increasing the flip angle during hepatocyte phase MR imaging [J]. Eur Radiol, 2011, 21（2）：291–294.

[24] Zech CJ，Korpraphong P，Huppertz A，et al. Randomized multicentre trial of gadoxetic acid–enhanced MRI versus conventional MRI or CT in the staging of colorectal cancer liver metastases [J]. Br J Surg, 2014, 101（6）：613–621.

第2章 肝细胞癌及相关结节

第一节 肝细胞癌相关结节（RN、LGDN、HGDN）

一、概述

我国肝细胞癌（hepatocellular carcinoma，HCC）大部分发生于乙肝或丙肝病毒引起的慢性肝病基础上，由于肝脏的慢性炎症可导致肝细胞变性、坏死及肝细胞结节样再生，且伴随着反复的纤维组织增生及细胞崩解，使肝脏的正常肝小叶结构破坏，假小叶形成而逐渐发展为肝硬化；在肝硬化背景下，HCC是一个连续的"肝炎 – 肝细胞再生结节 – 异型增生结节 – 肝细胞癌"多步骤癌变过程，而在此过程中形成的与肝细胞癌密切相关的肝细胞结节可包括再生结节（regenerative nodule，RN）、低级别异型增生结节（low-grade dysplastic nodule，LGDN）和高级别异型增生结节（high-grade dysplastic nodule，HGDN）。

再生结节（RN）主要是肝细胞及周围间质的增生，其血供和结构与正常肝组织相类似，但无正常的汇管区，肝板无明显增厚，细胞无异型性，主要由门静脉供血，周围被纤维组织包绕，是一种良性的肝结节。异型增生结节（dysplastic nodule，DN）是指一簇直径 ≥ 1mm 的肝细胞异型性增生，且无明确的恶性组织学特征。DN 内的细胞密度局限性增高、肝板增厚，并出现一定的结构和细胞形态上的异型性，部分仍保持正常血供，少部分门静脉血供减少并形成新生血管（非配对动脉）。根据组织学上肝细胞异型性程度，可将 DN 分为 LGDN 和 HGDN。LGDN 组织学上多为周围有纤维间隔包绕的肝细胞增生，肝板厚 1～2 层细胞，极少出现异型细胞，多表现为大细胞改

013

变，无核分裂象，无间质内非配对动脉；HGDN 则表现为细胞异型性增加，肝板厚可达 3 层细胞，小细胞改变为主，可出现非配对动脉，核 / 浆比率≥正常的 2 倍，常出现脂肪变，可含假腺样结构。最近的研究表明，LGDN 可认为是肝癌发生的转折点，而 HGDN 虽在组织学上无明确的恶性征象，却因其明显的结构和细胞异型性被认为是 HCC 的癌前病变。

与 CT 相比，MRI 常规序列与动态增强扫描、减影技术及弥散加权成像（DWI）等技术的综合应用，被认为是诊断肝细胞癌相关结节较为敏感的影像学方法。多项研究证实了 Gd-EOB-DTPA 增强 MRI 在 HCC 诊断中的有效性，且对 HCC 癌前病变的诊断亦具有较高的敏感度；由于部分 HGDN 对肝细胞特异性对比剂（如 Gd-EOB-DTPA）的摄取减少，在肝胆特异期可呈低信号，这些结节可提示为癌前病变。因而，与常规的增强 CT、细胞外对比剂增强 MR 等方法相比，Gd-EOB-DTPA 增强 MR 在鉴别诊断肝细胞癌相关结节更具优势，有助于肝细胞癌癌前病变及早期微小肝癌的检出。

二、影像特征与定义

（一）RN 的影像学表现

MRI 图像上，RN 通常表现为多发或弥漫分布于整个肝脏的结节，在 T_1WI 呈等或高信号，在 T_2WI 上多呈低信号、极少数呈稍高信号，而在 DWI 上呈等信号。RN 的 T_1WI 高信号可能与脂肪变、铜或蛋白沉积有关，而 T_2WI 呈低信号可能与铁沉积、含铁血黄素沉着或周围纤维间隔衬托有关。

RN 主要为门静脉供血，无新生血管生成，其信号在动态增强各个期相（动脉期、门静脉期及移行期）均与正常肝实质背景相仿，而少部分 RN 在周边纤维间隔的强化衬托下，移行期可呈稍低信号。由于 RN 存有正常肝细胞功能，可正常摄取及排泄 Gd-EOB-DTPA，在 Gd-EOB-DTPA 增强 MR 的肝胆期多呈等信号，而部分 RN 只能摄取、不能排泄对比剂，因而在肝胆期可呈稍高信号。

（二）LGDN 与 HGDN 的影像学表现

LGDN 与 HGDN 的 MRI 影像表现多样，其影像特征与 RN 和早期 HCC 亦有部分重叠。LGDN 在 T_1WI 上常呈高或等信号，在 T_2WI 上多呈低信号；而 HGDN 相对较大，其信号变化亦较大，在 T_1WI 上可呈低、等、高不同信号，在 T_2WI 上可呈等或稍高信号。部分 DN 由于铁沉积在 T_1WI 和 T_2WI 上均呈低信号。LGDN 与 HGDN 在 DWI 图像上多呈等信号，极少部分 HGDN 在 DWI 上可呈稍高信号。

LGDN 及大部分 HGDN 的动脉供血与肝实质相仿，其主要由门静脉供血，因而在增强动脉期常无明显强化或仅轻微强化，门静脉期或移行期部分呈等信号，部分可呈稍低信号。随着 DN 的逐渐恶变，结节内门静脉血流逐渐减少，部分 HGDN 内异常动脉供血逐渐增多，因而在增强动脉期可呈部分或全部强化（图 2-1）。据研究报道，有 20%～30%HGDN 动态增强的动脉期表现为轻度强化，甚至明显强化，而移行期呈相对低信号。由于 LGDN 基本保留了正常肝细胞功能，因而在 Gd-EOB-DTPA 增强 MR 的肝胆期呈等信号，而大部分 HGDN 不具有正常功能肝细胞，无法正常摄取 Gd-EOB-DTPA，在肝胆期呈相对低信号。另外，由于部分 HGDN 中合并微小的 HCC 病灶，影像学上可出现"结中结"的表现，在 T_2WI 上表现为低信号结节中出现高信号灶，DWI 上相应部分可呈高信号，增强扫描可出现富血供改变。

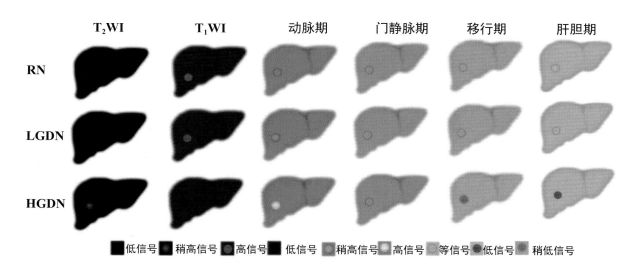

▲图 2-1　与 RN、LGDN 比较，部分 HGDN 在 T_1WI 可呈低信号，T_2WI 呈稍高信号，增强扫描动脉期见强化，移行期可呈稍低信号，Gd-EOB-DTPA 增强 MR 肝胆期呈相对低信号，其与早期 HCC 鉴别较困难

三、MRI 病例

1. 病例 1

患者，男性，37 岁。肝左叶肝癌介入术后，发现肝右叶多发结节（图 2-2）。

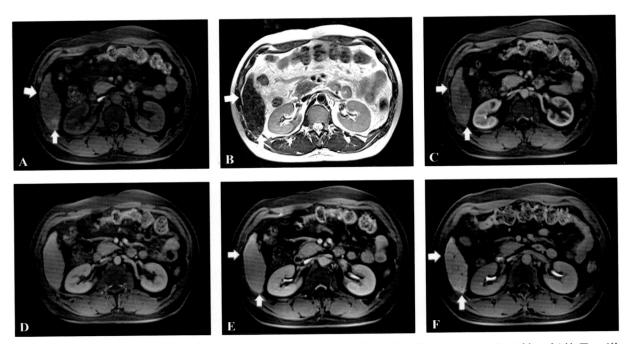

▲ 图 2-2 肝 S_5、S_6 段见 2 个结节（白箭），T_1WI 上结节呈稍高信号，T_2WI 上呈等、低信号，增强动脉期病灶强化不明显，门静脉期、移行期呈等信号，Gd-EOB-DTPA 肝胆期病变可见摄取对比剂，呈等信号。该患者经过 7 年定期 MRI 随诊，其肝右叶多个结节均未见明显变化，考虑该病变为肝细胞再生结节（**RN**）

A. T_1WI；B. T_2WI；C. 动脉期；D. 门静脉期；E. 移行期；F. 肝胆期（20min）

2. 病例 2

患者，男性，59 岁。体检发现肝占位 1 个月余，发现肝右叶多发结节（图 2-3）。

3. 病例 3

患者，男性，37 岁。因"黑粪"行上腹部检查发现肝占位 20 天余（图 2-4）。

4. 病例 4

患者，男性，72 岁。乙肝肝硬化病史多年，发现肝占位 1 个月余（图 2-5）。

5. 病例 5

患者，女性，67 岁。体检发现肝占位 2 周余（图 2-6）。

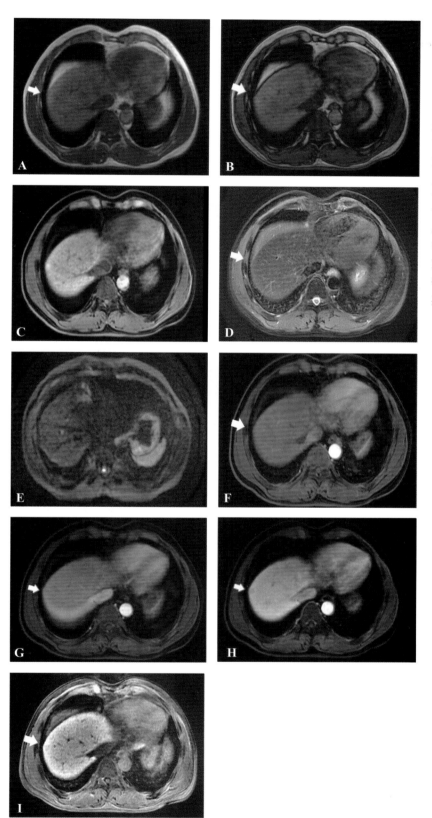

◀图 2-3　肝 S_8 段包膜下见 1 个结节（白箭），同反相位 T_1WI 上结节均呈稍高信号，T_2WI 上呈等信号，**DWI** 呈等信号，增强动脉期病灶强化不明显，门静脉期呈等信号，移行期病变边缘纤维间隔明显强化，结节呈稍低信号。**Gd-EOB-DTPA** 肝胆期病变内可见摄取对比剂，呈相对等信号。该病变经手术切除后病理证实为肝细胞再生结节（**RN**）
A. 正相位 T_1WI；B. 反相位 T_1WI；C. 压 脂 T_1WI；D. 压 脂 T_2WI；E. DWI（b=800s/mm²）；F. 动脉期；G. 门静脉期；H. 移行期；I. 肝胆期（20min）

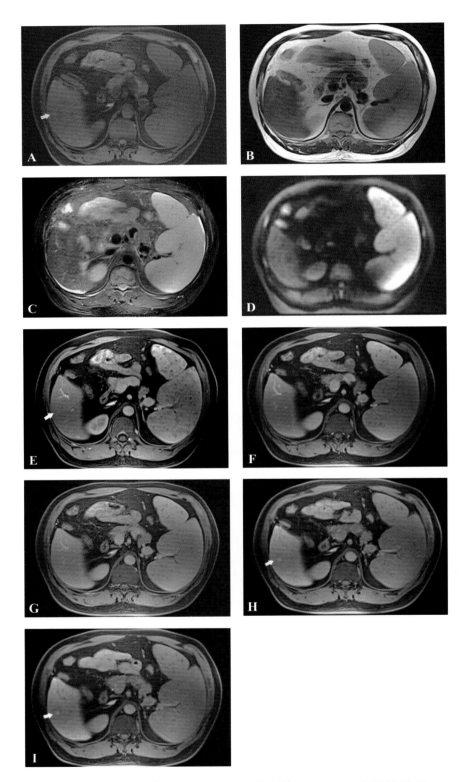

▲图 2-4 肝 S_5 段见 1 个结节（白箭），T_1WI 上呈略高信号，T_2WI 上呈等信号，DWI 呈等信号，增强动脉期病灶强化不明显，门静脉期、移行期呈等信号。Gd-EOB-DTPA 肝胆期病变内可见摄取对比剂，呈相对稍高信号。该病变经手术切除后病理证实为低级别异型增生结节（LGDN）

A. T_1WI；B. T_2WI；C. 压脂 T_2WI；D. DWI（b=600s/mm^2）；E. 动脉期；F. 门静脉期；G. 移行期；H. 肝胆期（15min）；I. 肝胆期（20min）

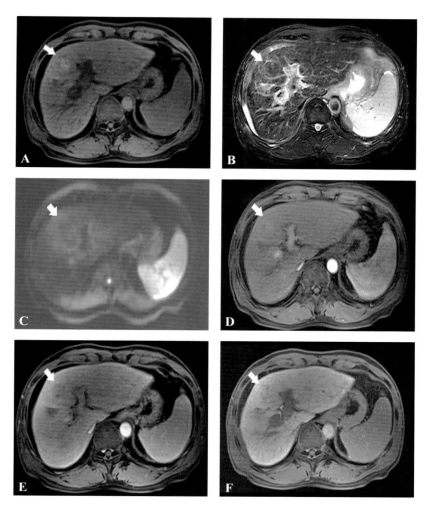

▲图2-5 肝 S_4 段见 1 个结节（箭），结节在 T_1WI 上呈稍高信号，T_2WI 上呈等信号，DWI 呈等信号，增强动脉期病灶强化不明显，移行期呈稍低信号，Gd-EOB-DTPA 肝胆期结节内大部分可见摄取对比剂，呈等信号为主，结节边缘见少许稍低信号。该结节经病理穿刺活检证实为高级别异型增生结节（HGDN）

A. T_1WI；B. T_2WI；C. DWI（b=800s/mm²）；D. 动脉期；E. 移行期；F. 肝胆期（20min）

四、影像表现评述与建议

在肝硬化背景及多因素作用下，HCC 是一个连续的"RN–LGDN–HGDN–HCC"多步骤癌变病理过程，这个过程中 RN、LGDN 及 HGDN 的病理及影像学特征可部分相互重叠，因而它们的鉴别诊断较为困难。RN 与 LGDN 的影像表现相仿，在 T_1WI 呈等或高信号，在 T_2WI 呈等或低信号，增强动脉期及门静脉期呈等信号，移行期可呈等或稍低信号，两者鉴别诊断极为困难。而 HGDN 相对较大，在 T_1WI 可呈低、等、高

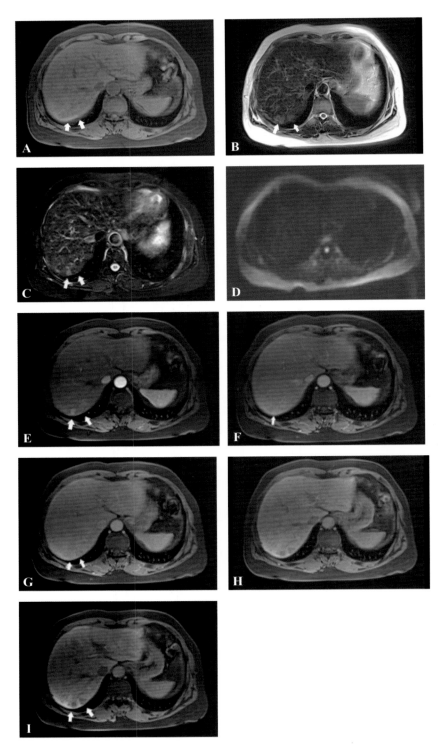

▲图 2-6　肝 S_7 段近肝包膜见 **2** 个结节（箭），结节在 T_1WI 上呈等或稍低信号，T_2WI 上呈稍高信号，压脂 T_2WI 见信号部分减低，提示脂肪变，**DWI** 呈等信号，增强扫描动脉期病灶部分呈结节状明显强化，部分强化不明显，门静脉期减退呈等信号，移行期呈稍低信号，**Gd-EOB-DTPA** 肝胆期结节均呈稍低信号。该结节经病理切除活检证实为高级别异型增生结节（**HGDN**）

A. T_1WI；B. T_2WI；C. 压脂 T_2WI；D. DWI（b=800s/mm²）；E. 动脉期；F. 门静脉期；G. 移行期；H. 肝胆期（15min）；I. 肝胆期（20min）

不同信号，在 T_2WI 上呈等或稍高信号，在 DWI 上多呈等信号，增强动脉期常无明显强化，门静脉期及移行期呈等信号或稍低信号。少部分 HGDN 内异常动脉供血增多，动脉期可呈轻度、甚至明显强化，门静脉期或移行期呈相对低信号。RN、LGDN 及少部分 HGDN 在 Gd-EOB-DTPA 增强 MR 肝胆期呈等信号，但大部分 HGDN 在肝胆期呈低信号，此时可与 RN 和 LGDN 区别，并提示该肝结节为癌前病变，应密切随诊或进行治疗。

（谢传淼 毛思月）

第二节 典型肝细胞癌（HCC）

一、概述

肝细胞癌（hepatocellular carcinoma，HCC）是起源于肝细胞的恶性肿瘤，占全球原发性肝癌的 80% 以上，每年引起全世界近 100 万人死亡。我国是肝癌的高发区域，据国家癌症中心 2018 年全国最新癌症报告统计，目前 HCC 是我国第四位常见恶性肿瘤及第三位肿瘤致死病因。因此，早期正确的诊断和治疗可以改善患者预后并提高患者生存率。

肝细胞癌的发病机制与肝硬化、乙型和（或）丙型肝炎病毒感染、黄曲霉素、长期酗酒、某些化学致癌物质和环境等因素有关，有肝癌家族史、年龄 40 岁以上的男性患病风险更大。临床表现通常为右上腹痛、消瘦、乏力、食欲不振、腹胀、腹泻、黄疸、恶病质等。血清甲胎蛋白（AFP）是诊断 HCC 和疗效检测常用且重要的指标，异常凝血酶原（DCP）也可以作为 HCC 早期诊断的标志物；对血清 AFP 阴性患者，可借助 AFP-L3、DCP 和血浆游离微小核糖核酸进行早期诊断。

肝硬化是 HCC 重要的病理基础。近年来病理学、分子生物学以及相关影像学的研究认为肝硬化结节恶变为 HCC 经历了一个"多步骤癌变"（multistep process of hepatocarcinogenesis in cirrhosis）的过程，由再生结节（regenerative nodule，RN）发展为低级别不典型增生结节（low grade dysplastic nodule，LGDN），再演变为高级别不典型增生结节（high grade dysplastic nodule，HGDN），到包含 HCC 细胞灶（microscopic foci of HCC）的不典型增生结节，而后癌变为早期 HCC（early hepatocellular carcinoma，E-HCC）乃至进展期肝癌。HCC 在组织病理学上又被分为高分化 HCC、中分化 HCC、低分化 HCC、未分化 HCC（分别对应 Edmondson Steiner Ⅰ～Ⅳ级）。在癌前病变中，HGDN 进展为 HCC 的风险明显增高，5 年内进展为 HCC 的风险高达 60%～80%。

肝硬化结节的多步癌变这一动态变化过程中，在细胞内部物质成分、功能及血供方面都会发生一系列的复杂变化，其病理组织学改变包括：①新生血管（孤行动脉）逐渐增多；②结节中的门静脉血供逐渐减少；③细胞分化程度越来越低；④结节的细胞密度逐渐增大；⑤从低级别 DN（LGDN）到高级别 DN（HGDN）和早期 HCC 结节内脂肪变逐渐增多，发展为 HCC 则病灶内脂肪变消失；⑥从 LGDN 至 HGDN 结节内铁含量逐渐减少，发展为早期 HCC 则存在铁廓清；⑦肝细胞膜表面有机阴离子转运多肽 8（organic anion transporting polypeptide 8，OATP 8）表达减少。以上病理学上的一些变化可由 MRI 的不同序列予以识别，用于结节的鉴别诊断及其转归评价。

HCC 的动态增强模式的病理基础主要是基于新生血管的形成、先前存在的肝动脉及门静脉数量的减少的共同作用。在 HGDN 或早期 HCC 中，与周围肝实质相比，新生血管生长不足加上先前存在的肝动脉消失导致血管减少，随着肿瘤的进展，新生血管明显增多，门静脉血供逐渐减少，最终以新生动脉血供占主导地位，而表现出动脉晚期高强化、门静脉期或移行期廓清的这种典型的强化模式。而 Gd-EOB-DTPA 由于具有肝细胞高特异性，能额外提供肝细胞功能方面的信息，可提高直径 ≤ 1.0cm HCC 的检出率以及对 HCC 诊断与鉴别诊断的准确性。

动态增强 CT、超声造影或多模态 MRI 是 HCC 明确诊断的首选影像学检查方法。HCC 的影像学诊断主要根据"快进快出"的强化方式。Gd-EOB-DTPA 增强 MRI 扫描动脉晚期 HCC 呈均匀或不均匀的明显强化，门静脉期和（或）移行期肿瘤强化低于肝实质，肝胆期（hepatobiliary phase，HBP）呈明显低信号。此外，包膜样强化、T_2WI 呈中等信号、DWI 弥散受限也是诊断的主要征象。Gd-EOB-DTPA 增强 MRI 检查联合应用动脉期强化、多 b 值弥散受限和肝胆期低信号可以显著提高小肝癌（＜ 1cm）的诊断敏感性，同时有助于不典型增生结节的鉴别诊断。

二、影像特征与定义

HCC 可以分为巨块型、结节型和弥漫型。巨块型和结节型表现为肝内单发或多发块状或结节状病变，弥漫型则为全肝或多个肝段弥漫分布的结节。多模态磁共振 T_1WI 为稍低信号、T_2WI 为稍高信号，肿块出现出血、囊变、坏死则信号不均匀；磁共振正反相位扫描有助于病灶肝细胞内脂肪成分的检出，DWI 多 b 值扫描表现为弥散受限、高 b 值信号不衰减，提示病灶为实性肿块（细胞排列紧密）；动态增强扫描病变动脉期（主要在动脉晚期）呈均匀或不均匀明显强化，门静脉期和（或）移行期肿瘤快速廓清（相对于肝实质信号明显降低）；约 30% 的巨块型和结节型肝癌门静脉期可以出现包膜强化，即肿瘤边缘出现线状完整或不完整的强化影（纤维结缔组织结构）；由于 HCC 不具有正常功能的肝细胞或所需的转运蛋白，因此不能正常摄取 Gd–EOB–DTPA，在增强扫描肝胆期常表现为均匀或不均匀低信号，而正常肝细胞组织因摄取对比剂呈高信号，有良好的组织对比，此时有利于小病灶（＜ 0.5cm）的检出。文献报道，HCC 发生微血管侵犯时可伴有瘤周低信号。晚期肝细胞癌可以侵犯门静脉、肝静脉和胆管，管腔内出现充盈缺损，肝内胆管扩张等表现，并伴有肝门部、腹主动脉旁淋巴结转移，肺部、骨骼或肾上腺的远处转移等。

三、MRI 病例

1. 病例 1
患者，男性，45 岁。右上腹胀痛 2 个月（图 2-7）。

2. 病例 2
患者，男性，39 岁。体检发现肝脏占位 1 周（图 2-8）。

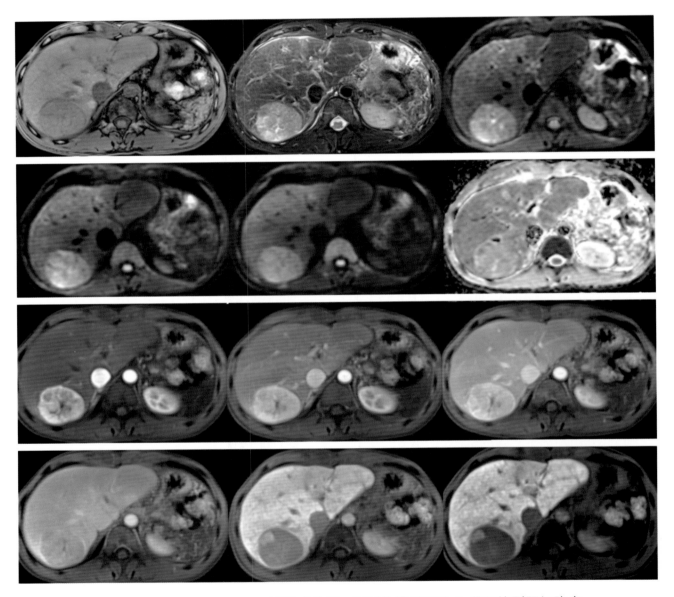

▲ 图 2-7　Gd-EOB-DTPA 增强磁共振，肝硬化背景下肝 S_7 段巨块型肝细胞癌

病灶 T_1WI 稍低信号，T_2WI 压脂不均匀高信号、中心有坏死，DWI b 值 50s/mm²、400s/mm²、100s/mm² 均为弥散受限、信号未见明显减低，ADC 呈高低不等的混杂信号，增强扫描动脉期快速强化，门静脉期、移行期廓清，移行期见不完整的包膜，肝胆期呈低信号，可见结节状高信号（结中结）

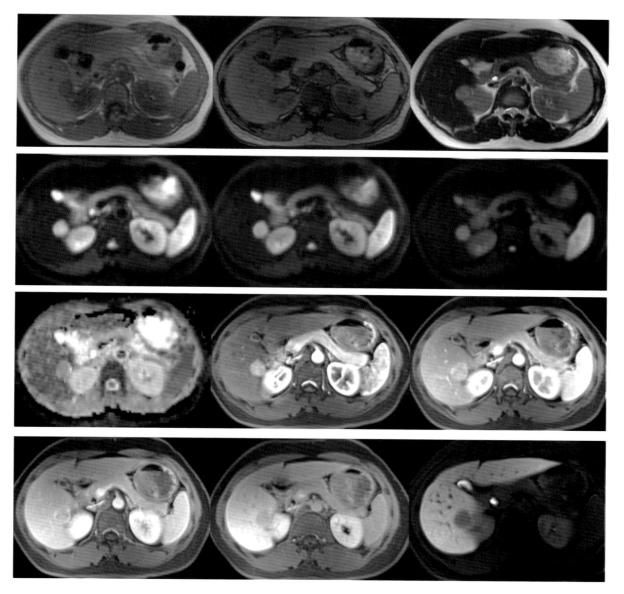

▲ 图 2-8　**Gd-EOB-DTPA 增强磁共振，慢性肝病背景下肝 S_6 段结节型肝细胞癌**

病灶 T_1WI 稍低信号，反相位信号未见明显减低，T_2WI 不均匀稍高信号，DWI b 值 $50s/mm^2$、$400s/mm^2$、$100s/mm^2$ 均为弥散受限，ADC 呈稍高信号，增强扫描动脉期快速强化，门静脉期、移行期廓清，移行期见环形的包膜，肝胆期呈低信号

四、影像表现评述与建议

肝细胞癌常伴有慢性肝病、肝硬化背景，血清甲胎蛋白（AFP）、异常凝血酶原（DCP）升高是诊断肝细胞癌重要生化指标。"快进快出"的强化方式、T_2WI 呈中等信号、Gd-EOB-DTPA 增强 MRI 肝胆期低信号、包膜样强化、DWI 弥散受限是典型肝细胞癌的主要影像学征象。Gd-EOB-DTPA 增强 MR 肝胆期敏感度最高，有助于小肝细胞癌灶的检出和定性。

（龙莉玲　廖锦元）

第三节　不典型肝细胞癌

一、概述

与多数其他恶性肿瘤不同，HCC 可根据典型的动态增强模式，即动脉晚期高强化和门静脉期或移行期对比剂廓清，对高危患者进行直接诊断并治疗，而无须病理学依据。这种典型表现都与肿瘤的大小和分化程度密切相关。但是近 40% 的 HCC 由于新生血管不足和门静脉血供减少，或者瘤内发生脂肪变性、出血坏死囊变、OATP 8 表达异常等原因，可能不表现典型的影像学特征，从而降低了影像学检查对 HCC 诊断的敏感性。识别这些不典型影像表现，并对其病理基础有所了解，对于 HCC 的检出及正确的鉴别诊断至关重要。

二、影像特征与定义

与之前所述典型 HCC 影像表现相比，不典型 HCC 的影像表现可以总结为以下几点：①无动脉期高强化征象；②无门静脉期 / 移行期廓清征象；③肝胆期表现为等信号、高信号或靶环样表现。

（一）无动脉期高强化征象

对肝局灶性病变的检出和诊断，在分析动脉期病灶的强化特征之前，首先需要判断动脉期扫描的时相是否合适，推荐动脉晚期，即肝动脉完全强化，门静脉开始强化，而肝静脉未强化。无动脉期高强化征象：在动脉期结节强化与肝实质相比呈等/低信号表现，被称为动脉期等/低强化。10%～20% 的 HCC 动脉期表现为等或低强化表现，尤其是在较小的、分化良好的肿瘤中。这种等/低强化可能是由于新生血管发育不足，或先前存在的肝动脉壁消失、闭塞或减弱，以及由于管壁显著增厚而导致的管腔狭窄，引起动脉期供血减少；或瘤内坏死、纤维化或弥漫脂肪变性等原因引起。影像与病理相关研究表明，大多数活检或切除的无动脉期高强化结节是早期 HCC 或 HGDN，若这类结节未经治疗，相当一部分结节最终会变成动脉期高强化结节。

（二）门静脉期和（或）移行期呈等/高信号

门静脉期和（或）移行期不出现廓清，与肝实质相比呈等/高信号表现，这种情况多出现在小的、分化较好的 HCC 中。由于肿瘤取代了肝组织而保留了门静脉分支，所以这类结节在门静脉期和（或）移行期多表现为等信号，少数可表现为高信号。此时使病变的诊断变得困难。

对于动脉期呈等/低强化，门静脉期和（或）移行期不出现对比剂廓清表现的结节而言，单纯使用细胞外对比剂可能造成误诊甚至漏诊。然而由于 OATP 8 在 HCC 的多步骤形成过程中表达降低，而表现为肝胆期低信号，此时一些早期 HCC 仅在肝胆期被检测。但是仅凭这一特征不足以准确区分 DN 和早期 HCC。我们需要结合其他序列所提供的辅助征象进行分析。如病灶大于 15mm、T_1WI 低信号、T_2WI 高信号和 DWI 扩散受限加重等，可以提高两者鉴别诊断的准确性。

（三）肝胆期表现为等信号、高信号或靶环样

首先，肝胆期扫描的时相必须合适，即肝实质的信号强度必须明确高于肝内血管的信号强度。典型的肝胆期出现在注射普美显后 20min 左右，但在正常肝脏可能提早到 10min，而在部分肝功能较差的肝硬化患者可能延迟到 60min。肝胆期等信号是指病灶在肝胆期的信号强度与肝背景基本一致。此时，对病变的定位需要参考其他病变可

见的序列来确定。约 5% 的小 HCC 在肝胆期表现为等信号。肝胆期高信号是指病灶在肝胆期的信号强度高于肝背景。10%～15% 的 HCC 可表现为肝胆期高信号。肝胆期高信号的 HCC 生物学行为比肝胆期低信号 HCC 的恶性度低、复发率低。表现为肝胆期等信号或高信号的 HCC 通常肿瘤直径较小（30.6% 直径≤ 1cm）、病理分级更低（20.4% 为高分化 HCC）、肝功能 Child-Pugh 分级更差（34.3% 为 C 级）。肝胆期等信号或高信号是手术切除后肿瘤进展时间长的重要影像学预测因素。肝胆期靶环样表现是指病变在肝胆期表现为同心圆样表现，即：相对肝背景，病灶周边呈中度到明显的低信号，而病灶中心信号比周边更低。该现象见于 37%～55% 的混合型肝细胞胆管细胞癌、2%～36% 病理证实的 HCC 和 0%～78% 病理证实的硬化性 HCC，出现时易误诊为非 HCC 的其他恶性肿瘤。

三、MRI 病例

1. 病例 1

肝 S_8 段结节，病理为 HCC（图 2-9）。

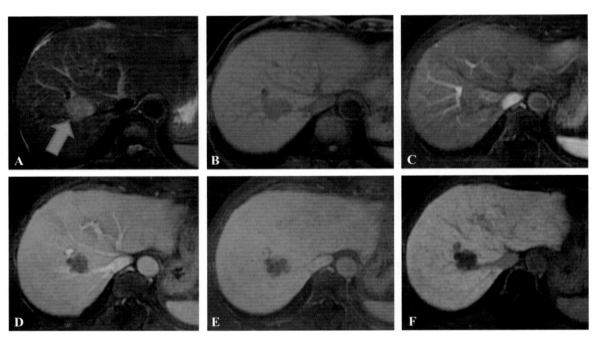

▲ 图 2-9　无动脉期高强化征象，T_2WI 呈稍高信号，蒙片显示病灶呈低信号，增强扫描动脉晚期结节与轴位肝脏组织显示为等信号，无动脉期高强化表现，门静脉期有廓清。肝胆期病变显示为低信号

A. T_2WI FS；B. 蒙片；C. 动脉晚期；D. 门静脉期；E. 移行期；F. 肝胆期

2. 病例 2

患者，男性，46 岁。酒精性肝硬化。肝 S_5 段结节，病理为高分化 HCC（图 2-10）。

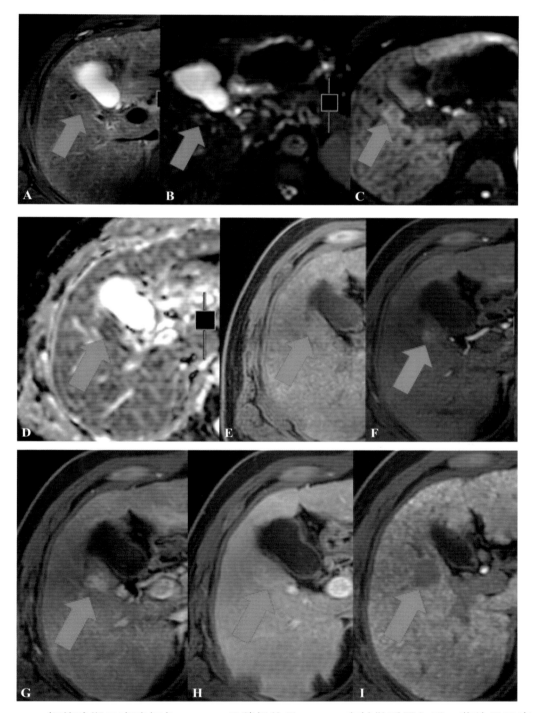

▲图 2-10　门静脉期无廓清征象，T_2WI 呈稍低信号，**DWI** 有扩散受限加重，蒙片显示病灶呈等信号，增强扫描动脉期呈高强化，门静脉期与周围肝实质为等信号，无明显廓清表现。肝胆期病变显示为低信号

A. $T_2WI\ FS$；B. b=0s/mm²；C. b=800s/mm²；D. ADC；E. 蒙片；F. 动脉早期；G. 动脉晚期；H. 门静脉期；I. 肝胆期

3. 病例 3

患者，男性，63 岁。甲胎蛋白异常。肝 S_4 段结节，病理为中分化 HCC（图 2-11）。

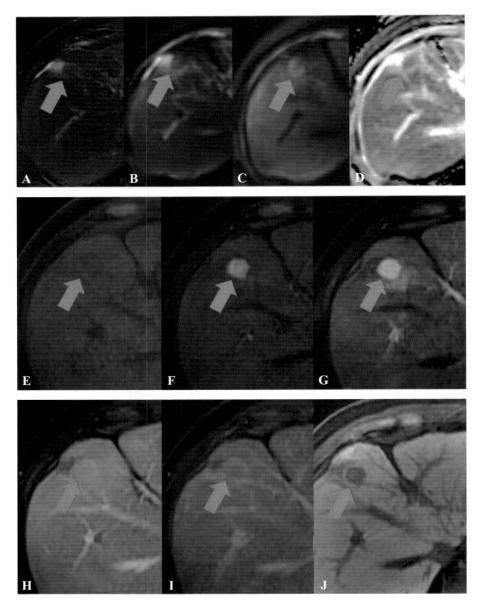

▲图 2-11　门静脉期无廓清征象，T_2WI 呈稍低信号，DWI 有轻度扩散受限加重，蒙片显示病灶呈稍低信号，肝脏细胞外对比剂增强扫描动脉期结节呈明显高强化，门静脉期及移行期与周围肝实质为等信号，无明显廓清表现，门静脉期及移行期结节周围隐约见强化环形结构，为强化包膜。钆塞酸二钠增强扫描肝胆期病变显示为低信号

A. T_2WI FS；B. b=0s/mm²；C. b=1000s/mm²；D. ADC；E. 蒙片；F. 动脉早期；G. 动脉晚期；H. 门静脉期；I. 移行期；J. 肝胆期

4. 病例 4

患者，男性，60 岁。乙肝病史 35 年，体检发现肝脏肿块（图 2-12）。

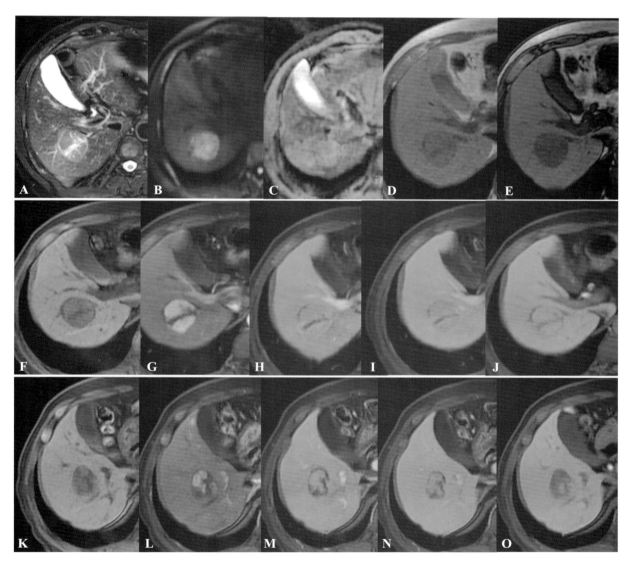

▲ 图 2-12　肝胆期部分摄取，肝 S_4 段肿块，T_1WI 呈低信号，反相位肿块信号有所减低；T_2WI 呈混杂高信号，内部信号不均匀；DWI 高 b 值肿块主体呈高信号，ADC 图部分减低。钆塞酸二钠增强扫描动脉期呈明显高强化，门静脉廓清不明显，肝胆期病变有摄取，其中部分区域与周围肝背景为等信号，肿块稍低层面部分区域较周围肝背景为低信号（此病例由南京医科大学第一附属医院放射科刘希胜教授提供）

A. T_2WI FS；B. b=800s/mm²；C. ADC；D. IN；E. OPP；F. 蒙片；G. 动脉晚期；H. 门静脉期；I. 移行期；J. 肝胆期；K. 蒙片；L. 动脉晚期；M. 门静脉期；N. 移行期；O. 肝胆期

5. 病例 5

患者，男性，60 岁。无乙肝病史，体检发现肝脏肿块。手术切除病理为中分化 HCC（图 2-13）。

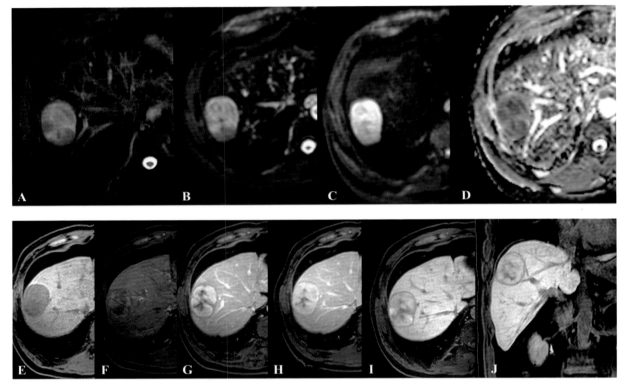

▲ 图 2-13　肝 S_8 段肿块，T_1WI 呈低信号，T_2WI 呈混杂高信号；DWI 高 b 值肿块主体呈高信号，ADC 图部分信号减低。钆塞酸二钠增强扫描动脉期呈明显高强化，门静脉期仍为高强化，病变内部有不强化区域，周边有不强化的包膜样结构，肝胆期病变主体有摄取，周边包膜样结构未见强化（此病例由哈尔滨医科大学附属肿瘤医院张红霞教授提供）
A. T_2WI FS；B. b=0s/mm²；C. b=800s/mm²；D. ADC；E. 蒙片；F. 动脉期；G. 门静脉期；H. 移行期；I. 肝胆期；J. 肝胆期

四、影像表现评述与建议

对于 HCC 高危人群，影像表现为 T_2WI 序列稍高信号、DWI 扩散受限加重，然而在增强扫描动脉期结节表现为等或低强化，伴或不伴有门静脉期和（或）移行期对比剂廓清；或者部分结节有典型强化表现，但在 Gd-EOB-DTPA 肝胆期表现为等信号、高信号或靶环样时，应想到不典型 HCC 的诊断。

（杨正汉　任阿红　徐　辉　杨海鹏）

第四节　肝细胞癌治疗前评估（改变治疗方案）

一、概述

肝细胞癌（hepatocellular carcinoma，HCC）治疗前的生物学特性与疗效及预后密切相关。目前，肝癌的临床治疗方案主要基于巴塞罗那分期系统（barcelona clinic liver cancer，BCLC），BCLC 分期（1999 年第 1 版，2005 年修改版）综合考量了肿瘤情况、肝脏功能和全身状态，提供对应的治疗方案选择和预后预测，具有高级别循证医学证据，在全球广泛应用。但因局限于当时影像技术条件，BCLC 分期的肿瘤状态，仅涉及肿瘤的大小、数目和肝内分布情况。近年来随着影像学技术的飞速发展，特别是 MRI 功能与代谢成像技术的日臻完善和肝细胞特异性 MR 对比剂的问世，肝癌的影像学检查能获得包括形态、结构、功能和代谢在内的丰富信息，使得我们不仅可以定性诊断 HCC 和准确分期，还能够对它的组织病理分级、侵袭性和微血管侵犯（microvascular invasion，MVI）等生物学特征进行科学的预测，从而帮助临床制订个性化的治疗方案。肝细胞特异性对比剂 Gd-EOB-DTPA 增强肝脏 MRI 检查就是治疗前全面评估 HCC 的优选影像技术，所获取的信息可以补充和完善 BCLC 分期标准，从而改变 HCC 治疗策略。

肝脏隐匿性病灶、HCC 病灶的侵袭性表现、病理分级和微血管侵犯与 HCC 治疗后病灶局部复发和转移关系密切。研究表明，Gd-EOB-DTPA 增强肝脏 MRI 检查的肝胆期图像（hepatobiliary phase image）可额外发现常规影像序列未发现之隐匿病灶，特别是对 1cm 以内微小隐匿病灶检出，将改变其手术治疗策略。同时，肝胆期 HCC 肿瘤信号强度以及瘤周肝实质低摄取所呈现的瘤周低信号常与肿瘤组织病理分级和微血管侵犯相关，即肝胆期肿瘤信号越低，其分化程度可能越低；瘤周肝实质低摄取，则预示 MVI 可能；故据此可对其手术切除方式及切缘选择提供指导。此外，肝胆期背景肝实质的摄取程度与肝脏储备功能和术后肝脏再生潜力亦紧密相关。因此，肝胆期除可反映 BCLC 肿瘤分期及肝脏功能信息外，还能对 HCC 生物学行为进行评估，从而为临床治疗方案进一步优选及预后评估提供决策支撑。

二、影像特征与定义

1. 肝胆期病灶低信号

正常肝细胞可摄取 Gd-EOB-DTPA 表现为较高信号，而肿瘤组织内的肿瘤细胞膜丧失了能摄取 Gd-EOB-DTPA 的有机阴离子转运多肽的表达，无法摄取对比剂，故呈现为低信号。因此，该征象定义为与背景肝信号相比，肿瘤低信号。但部分早期或高分化 HCC（10%～15%）仍保留正常肝细胞的肝胆功能，可摄取 Gd-EOB-DTPA，呈相对高信号或等信号。肿瘤信号值还可通过测量参照物信号进一步量化。肝胆期低信号这一征象与 HCC 的组织病理分化程度及肿瘤生物学特性等密切相关。

2. 肝胆期病灶数目

在 HCC 多步癌变的过程中，肝细胞膜表面有机阴离子转运多肽的功能异常常常先于组织病理层面的肿瘤新生血管生成，因此利用 Gd-EOB-DTPA 增强 MR 的肝胆期有助于检出那些血供变化不典型，甚至在 T_1WI、T_2WI 和 DWI 等序列上均呈等信号的微小病灶。这些小病灶的发现可影响患者的疾病分期及治疗方案的选择。

3. 肝胆期瘤周低信号

表现为 HCC 肿瘤周围肝实质内出现环形、楔形或不规则形的稍低信号区域。研究报道该征象与 HCC 的 MVI 现象相关，但具体机制尚不清楚，有学者推测其机制可能为 MVI 引起的肿瘤周围血流灌注的改变影响了肝细胞膜上的有机阴离子转运多肽的功能。肝胆期瘤周低信号的范围可指导外科肝细胞癌切除手术的切缘选择。

三、MRI 病例

1. 病例 1

患者，男性，47 岁。常规体检发现肝占位 1 周。既往丙肝病史 5 年。甲胎蛋白（AFP）10.98ng/ml（正常＜ 20.00ng/ml）（图 2-14）。

2. 病例 2

患者，男性，59 岁。常规体检发现肝占位 2 个月。甲胎蛋白（AFP）202.5ng/ml（正常＜ 20.00ng/ml）（图 2-15）。

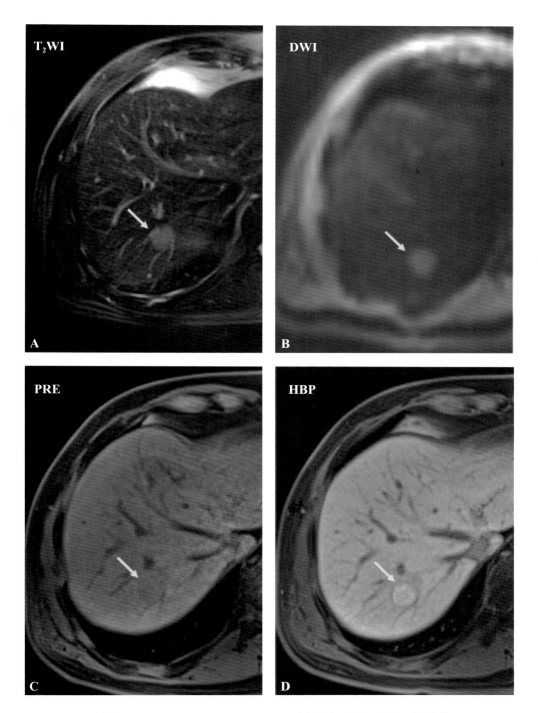

▲图 2-14　**Gd-EOB-DTPA MR 示肝右叶见一软组织结节**

T₂WI 呈稍高信号，DWI 呈高信号（b=800s/mm²），平扫 T₁WI 呈稍低信号，肝胆期呈高信号。患者行部分肝切除术后病理证实为高分化 HCC

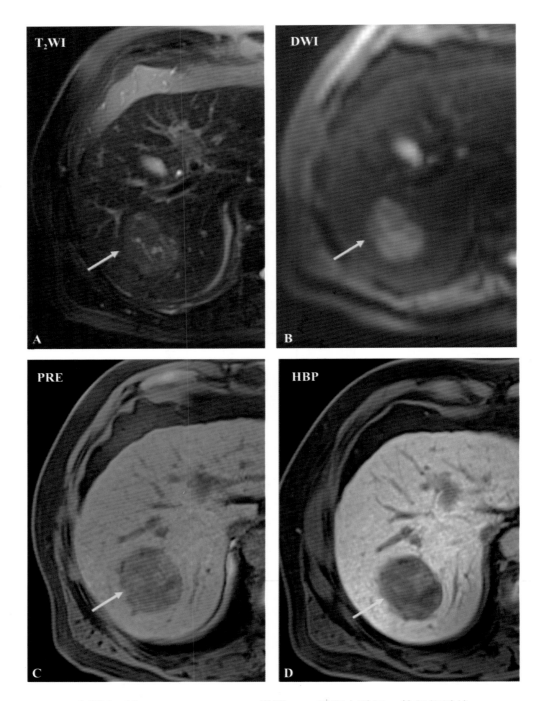

▲ 图 2-15　Gd-EOB-DTPA 增强 MR 示肝右叶见一软组织肿块

T$_2$WI 呈稍高信号，DWI 呈高信号（b=800s/mm^2），平扫 T$_1$WI 呈稍低信号，肝胆期呈低信号。患者行部分肝切除术后病理证实为低分化 HCC

3. 病例 3

患者，男性，53 岁。乙肝病史 25 年以上（图 2-16）。

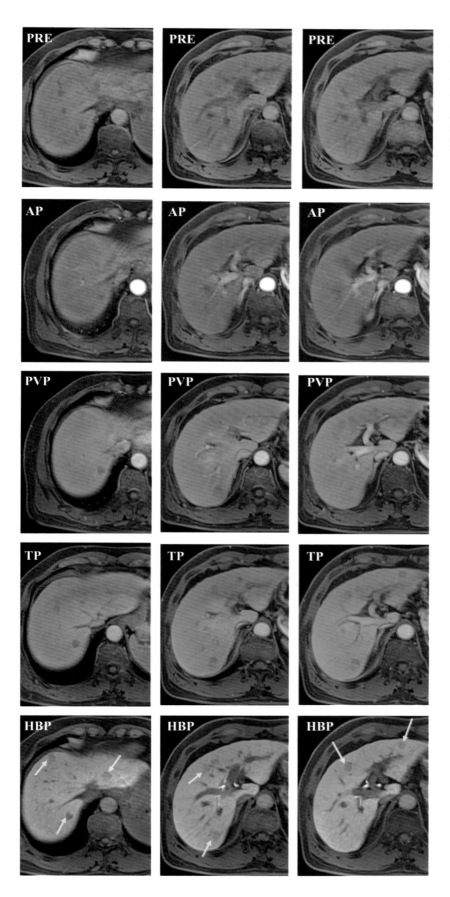

◀图2-16　Gd-EOB-DTPA增强MR示肝内多发结节，部分结节动脉期未见明显强化，上述结节在移行期和肝胆期均表现为无摄取的低信号结节。患者行肝移植后病理证实为多发HCC

4. 病例 4

患者，男性，46 岁。乙肝病史 20 余年，甲胎蛋白（AFP）15.76ng/ml（正常 < 20.00ng/ml）（图 2-17）。

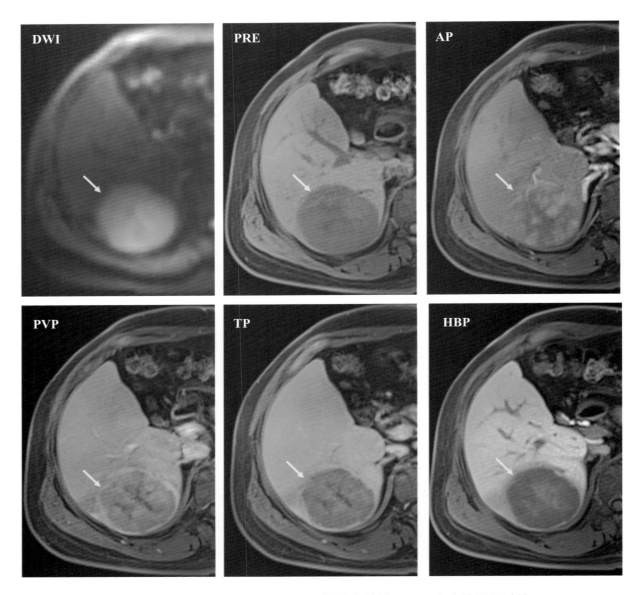

▲ 图 2-17　**Gd-EOB-DTPA MR 示肝右叶见 4.5cm 大小软组织肿块**

DWI 呈高信号（b=800s/mm²），平扫 T₁WI 呈不均匀稍低信号，动脉期呈不均匀明显强化，门静脉期廓清，移行期及肝胆期呈低信号；门静脉期、移行期、肝胆期肿瘤右外侧可见稍低信号楔形区域。患者行部分肝切除术，病理证实为 HCC 伴瘤周右外份微血管侵犯

四、影像表现评述与建议

Gd-EOB-DTPA 增强 MR 肝胆期信息可以完善 HCC 的 BCLC 分期、反映肝脏储备功能及再生能力，还能对其生物学行为进行评估，有助于临床治疗方案的优选及预后评估（图 2-18）。近年来的研究发现，基于 Gd-EOB-DTPA 增强 MR 建立新的肝脏肿瘤分期及评估指标，可以补充和完善 BCLC 分期，为 HCC 的个性化精准治疗提供决策依据，其临床意义值得深入探索。

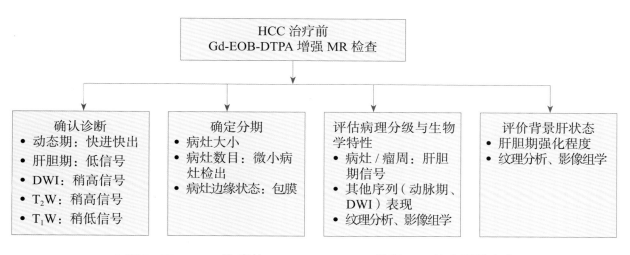

▲图 2-18　HCC 治疗前 Gd-EOB-DTPA 增强 MR 检查评估内容

（宋　彬　叶　铮　魏　毅　张　韵）

第五节　肝细胞癌治疗后评估（疗效评估）

一、概述

根据肝细胞癌的分期及患者情况，可有多种治疗方法，如肿瘤切除术、肝移植术、局部消融术、TACE、放射治疗、全身治疗等。但由于肝细胞癌特殊的生物学特性，治疗后的高复发率一直是影响患者预后的重要因素。据文献报道，肝细胞癌行肝肿瘤切除术后的 5 年复发率为 43.7%～77%，且 80% 以上的患者为肝内复发；射频消融术后 2 年的局部复发率为 2%～18%，5 年的复发率约 73.1%；肝移植术后的复发率为 8%～20%。因此，早期发现干预治疗后残留的活性灶和（或）复发灶是提高肝细胞癌疗效的重要方法。

肝细胞癌目前最重要的疗效评估方法是影像学检查。增强 MR 不仅具有常规钆对比剂的血流动力学特性，反映肝细胞癌的血供特点，而且还能被肝细胞特异性的摄取，在肝胆特异期使肝实质呈高亮背景，有助于肝实质病灶的显示。因此肝细胞癌患者在接受治疗后，定期接受增强 MR 不仅有助于疗效评价，而且能早期发现残留或复发的肿瘤，有利于后续治疗方案的制订。

二、影像特征与定义

复发性肝细胞癌、局部治疗后残留的活性肿瘤组织在 CT 和（或）MR 检查时仍然以"快进快出"的表现为主：即动脉晚期强化度高于周围肝实质，门静脉期或移行期强化度低于周围肝实质；常规对比增强 MR 在门静脉期可观察到线样强化的假包膜。此外，一些辅助诊断征象如 T_2WI 稍高信号 DWI 弥散受限、病灶内存在脂肪信号等对明确诊断有重要提示意义。

增强 MR 能明显提高 2cm 以下复发性肿瘤的检出率。由于肝细胞癌缺乏功能正常的肝细胞，病灶在肝胆特异期表现为高亮肝实质背景下的低信号。射频或微波消融术后早期，由于病灶周围的炎症反应、动静脉瘘形成，可导致动脉期异常强化灶，容易导致误诊（错把动静脉瘘当作残留活性灶）和漏诊（错把活性灶当作动静脉瘘或灌注异常），此时结合活性灶在肝胆期呈低信号和 DWI 呈高信号的特点有助于鉴别诊断，因此射频或微波消融术后复查一般至少应在术后 4 周以上，这样可以消除炎症的干扰。

三、MRI 病例

1. 病例 1

患者，男性，43 岁。常规体检发现肝占位 1 个月。既往有乙肝病史 25 年。甲胎蛋白（AFP）56.16ng/ml（图 2-19 和图 2-20）。

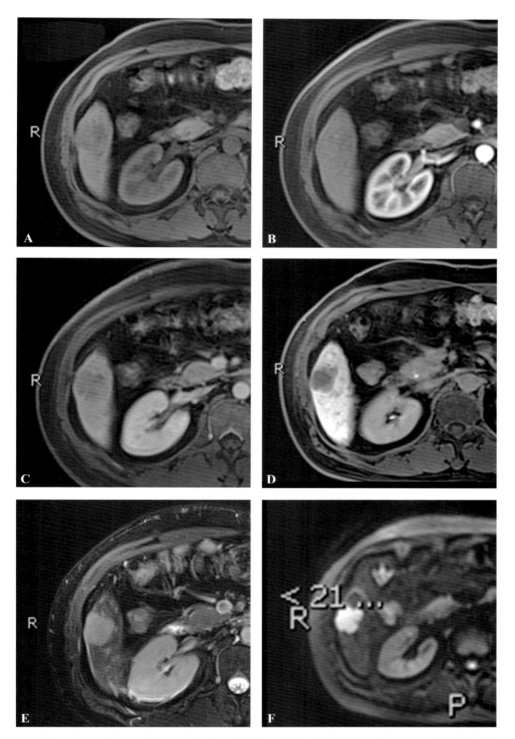

▲图 2-19　肝右叶 S_6 段见一软组织肿块，增强扫描呈"快进快出"表现；肝胆期肿块呈低信号；T_2WI 呈稍高信号，DWI 呈高信号（b=800s/mm²）。患者行部分肝切除术治疗

A. Mask；B. 动脉期；C. 门静脉期；D. 肝胆期；E. T_2WI；F. DWI

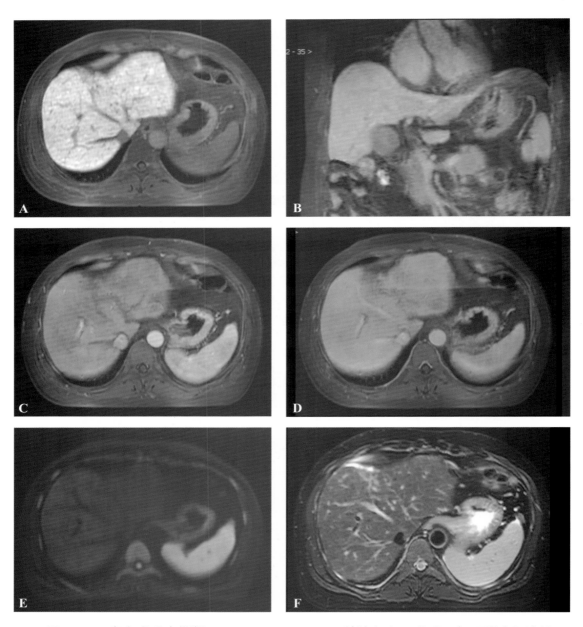

▲图 2-20　患者术后定期行 Gd-EOB-DTPA MR 随访复查。术后 2 年无明确复发灶
A. 肝胆期；B. 肝胆期冠状位；C. 动脉期；D. 门静脉期；E. DWI；F. T$_2$WI

2. 病例 2

患者，男性，52 岁。常规体检发现肝占位 1 周。既往有高血压病史 10 年、糖尿病病史 5 年，否认肝炎等传染病史。甲胎蛋白（AFP）为 377.30ng/ml（正常＜ 20.00 ng/ml）、CA19-9 为 58.94U/ml（正常＜ 39.00U/ml）。乙肝表面抗原、乙肝 e 抗体及乙肝核心抗体均阳性（图 2-21 和图 2-22）。

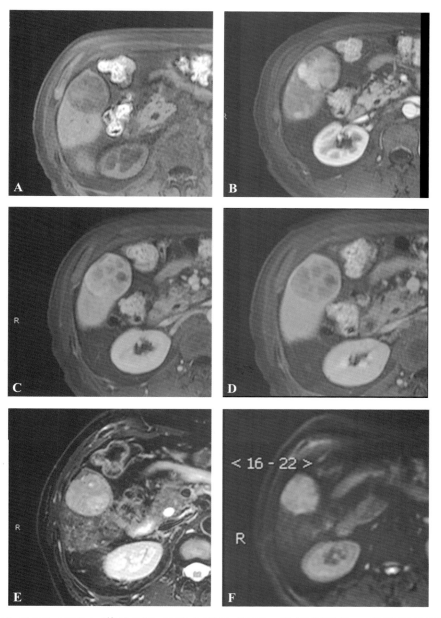

▲图 2-21　Gd-EOB-DTPA 增强 MR 示肝右叶 S_6 段见一软组织肿块，增强扫描呈"快进快出"表现，门静脉期可见强化的假包膜；肝胆期肿块呈不均匀低信号；T_2WI 呈不均匀稍高信号，DWI 呈高信号（b=800s/mm²）。肝脏实质内未见其他病灶。患者接受了肝局部切除术
A. Mask；B. 动脉期；C. 门静脉期；D. 肝胆期；E. T_2WI；F. DWI

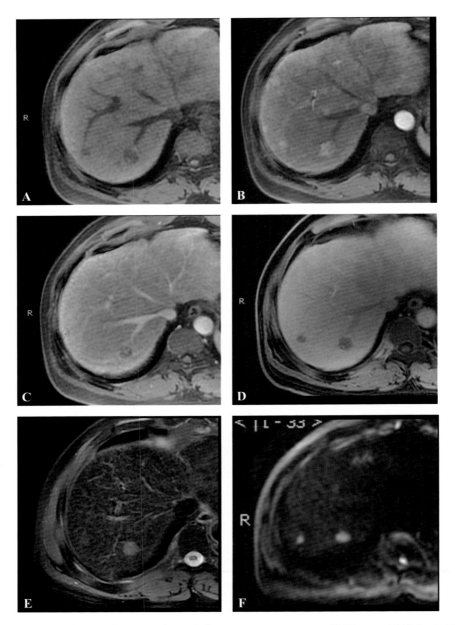

▲图 2-22　与图 2-20 为同一患者。2 年后常规 Gd-EOB-DTPA 增强 MR 随访复查示，肝实质内多发结节，增强扫描呈"快进快出"表现，S_7 段病灶门静脉期可见假包膜；肝胆期病变均呈低信号；T_2WI 呈稍高信号，DWI 呈高信号（$b=800s/mm^2$）。诊断为肝细胞癌术后肝内多发复发灶；患者接受了 TACE 治疗

A. Mask；B. 动脉期；C. 门静脉期；D. 肝胆期；E. T_2WI；F. DWI

3. 病例 3

患者，男性，56 岁。肝 S_8 段单发 HCC，病灶大小为 8.7cm × 5.3cm × 5.9cm，MDT 讨论后行肿瘤降期治疗，选择 TACE（图 2-23 和图 2-24）。肝 S_8 段 HCC 行 TACE 治疗后复查，病灶大小为 7.1cm × 4.5cm × 4.3cm（图 2-24）。

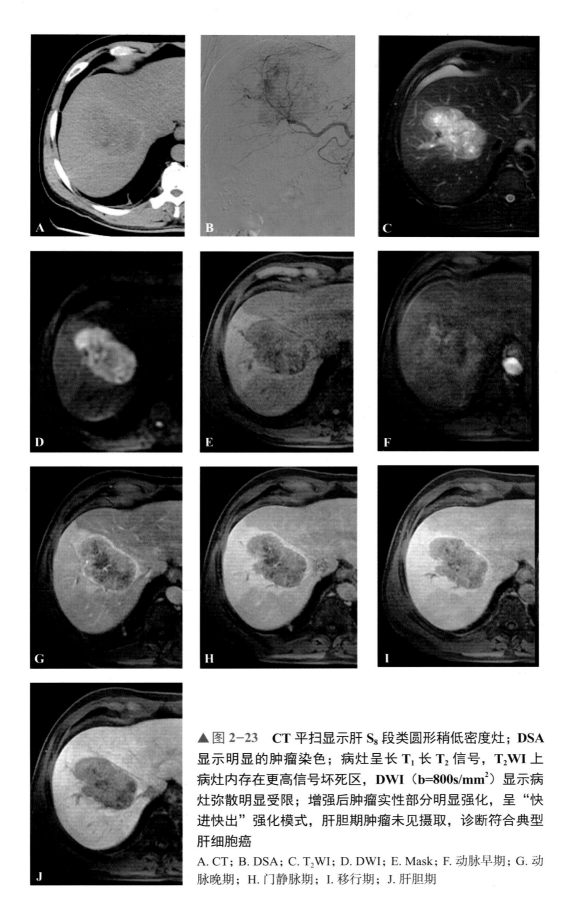

▲图 2-23　CT 平扫显示肝 S_8 段类圆形稍低密度灶；DSA 显示明显的肿瘤染色；病灶呈长 T_1 长 T_2 信号，T_2WI 上病灶内存在更高信号坏死区，DWI（b=800s/mm²）显示病灶弥散明显受限；增强后肿瘤实性部分明显强化，呈"快进快出"强化模式，肝胆期肿瘤未见摄取，诊断符合典型肝细胞癌

A. CT；B. DSA；C. T_2WI；D. DWI；E. Mask；F. 动脉早期；G. 动脉晚期；H. 门静脉期；I. 移行期；J. 肝胆期

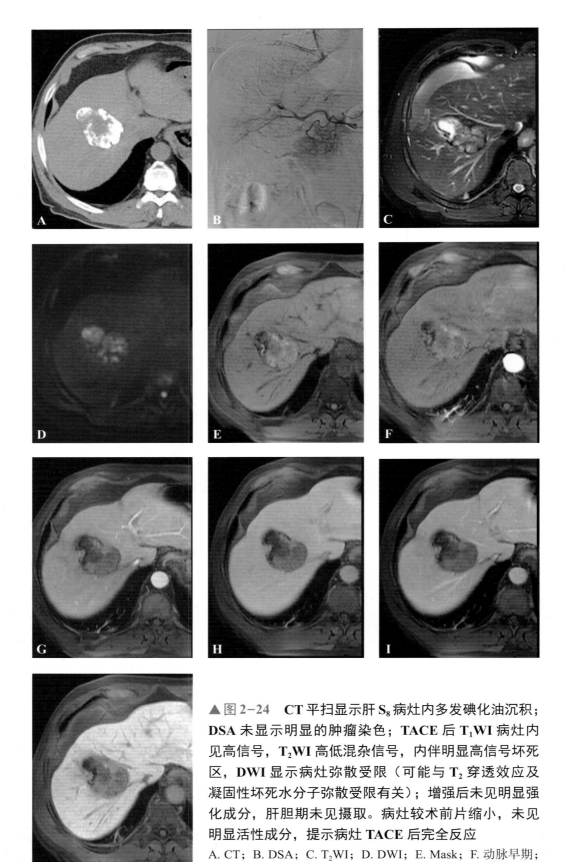

▲图 2-24　CT 平扫显示肝 S_8 病灶内多发碘化油沉积；DSA 未显示明显的肿瘤染色；TACE 后 T_1WI 病灶内见高信号，T_2WI 高低混杂信号，内伴明显高信号坏死区，DWI 显示病灶弥散受限（可能与 T_2 穿透效应及凝固性坏死水分子弥散受限有关）；增强后未见明显强化成分，肝胆期未见摄取。病灶较术前片缩小，未见明显活性成分，提示病灶 TACE 后完全反应

A. CT；B. DSA；C. T_2WI；D. DWI；E. Mask；F. 动脉早期；G. 动脉晚期；H. 门静脉期；I. 移行期；J. 肝胆期

4. 病例 4

患者，男性，66 岁。因"巩膜发黄 1 个月余，右上腹痛 10 天"入院，既往有乙肝病史 13 年（图 2-25 和图 2-26）。

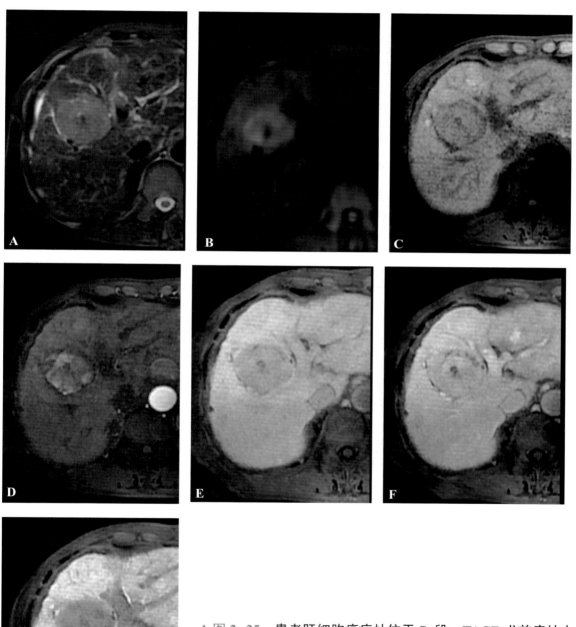

▲图 2-25　患者肝细胞癌病灶位于 S_8 段，TACE 术前病灶大小为 5.2cm×4.8cm×5.3cm，病灶 T_1WI 呈稍低信号，T_2WI 呈稍高信号，DWI（b=800s/mm²）呈高信号，动脉期呈明显强化，门静脉期及移行期强化减退，门静脉期病灶周围可见包膜强化，肝胆期因未摄取呈低信号

A. T_2WI；B. DWI；C. Mask；D. 动脉期；E. 门静脉期；F. 移行期；G. 肝胆期

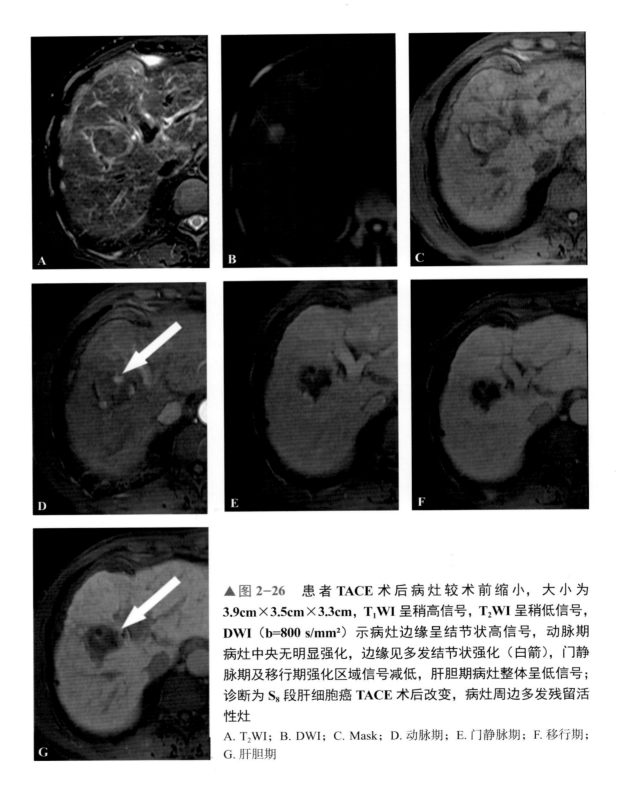

▲图 2-26　患者 TACE 术后病灶较术前缩小，大小为 3.9cm×3.5cm×3.3cm，T_1WI 呈稍高信号，T_2WI 呈稍低信号，DWI（b=800 s/mm²）示病灶边缘呈结节状高信号，动脉期病灶中央无明显强化，边缘见多发结节状强化（白箭），门静脉期及移行期强化区域信号减低，肝胆期病灶整体呈低信号；诊断为 S_8 段肝细胞癌 TACE 术后改变，病灶周边多发残留活性灶

A. T_2WI；B. DWI；C. Mask；D. 动脉期；E. 门静脉期；F. 移行期；G. 肝胆期

5. 病例 5

患者，男性，44 岁。因"肝癌术后 5 年，近期复查发现活性灶，既往乙肝病史 10 余年（图 2-27 和图 2-28）。

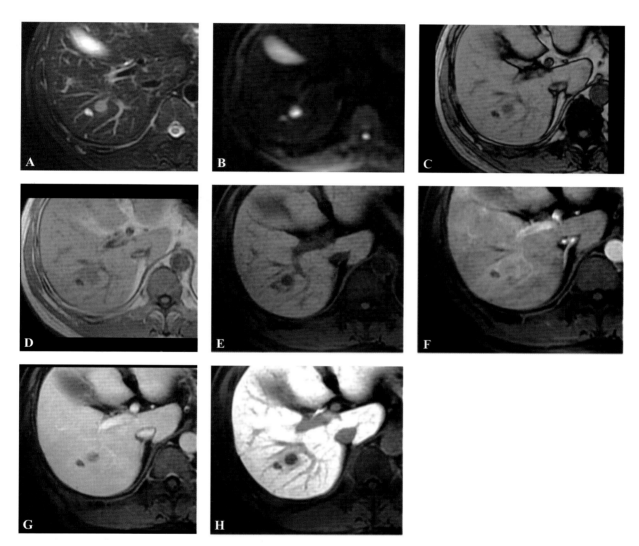

▲图 2-27 患者微波消融术前 S$_6$ 段病灶，直径约 1.5cm；T$_1$WI 反相位较同相位信号稍减低，T$_2$WI 呈稍高信号，DWI（b=800s/mm²）呈高信号，动脉期病灶明显强化，门静脉期强化减退，肝胆期因未摄取而呈低信号

A. T$_2$WI；B. DWI；C. T$_1$WI 反相位；D. T$_1$WI 正相位；E. Mask；F. 动脉期；G. 门静脉期；H. 肝胆期

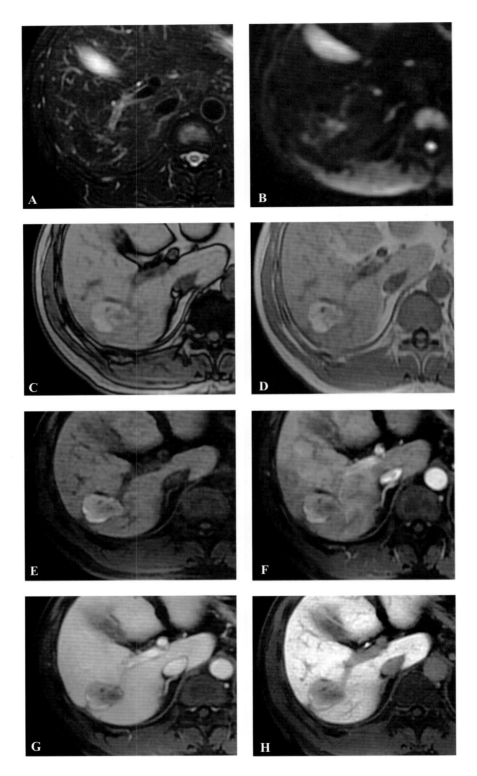

▲ 图 2–28　患者微波消融术后，术区 T_1WI 正反相位均呈不均匀高信号，提示术区呈凝固性坏死；T_2WI 呈等或稍低信号，DWI（$b=800s/mm^2$）示病灶边缘少许高信号；增强扫描动脉期病灶无明显强化；门静脉期无明显廓清征象；肝胆期信号病灶中央呈不均匀低信号，边缘残留少许高信号区对应 Mask 图像大小无明显变化，考虑为凝固性坏死区

A. T_2WI；B. DWI；C. T_1WI 反相位；D. T_1WI 正相位；E. Mask；F. 动脉期；G. 门静脉期；H. 肝胆期

四、影像表现评述与建议

Gd-EOB-DTPA 增强 MR 检查兼具常规对比剂的动态增强扫描和肝胆特异期图像，不仅具有很高的软组织对比，有助于检出微小病灶，减少漏诊，而且可以精准评估肝细胞癌的疗效，早期发现病灶周边的残留活性病灶和复发的肿瘤，为患者后续治疗方案的选择提供精准的影像学信息。

（吴飞云　刘希胜　朱飞鹏　徐　迅　武晨江　冯秋霞）

参 考 文 献

[1] International Consensus Group for Hepatocellular Neoplasia. Pathologic diagnosis of early hepatocellular carcinoma：a report of the international consensus group for hepatocellular neoplasia [J]. Hepatology，2009，49（2）：658-664.

[2] 何玲玲，赵亚林，杜林林，等 . 肝结节性病变的病理和影像学表现 [J]. 临床肝胆病杂志，2015，31（9）：1547-1550.

[3] 贾乾君，梁长虹 . 肝硬化结节分类及影像学评价 [J]. 国际医学放射学杂志，2010，33（6）：520-524.

[4] Inchingolo R，Faletti R，Grazioli L，et al. MR with Gd-EOB-DTPA in assessment of liver nodules in cirrhotic patients [J]. 世界肝病学杂志：英文版（电子版），2018，10（7）：462-473.

[5] Kim YK，Lee WJ，Park MJ，et al. Hypovascular hypointense nodules on hepatobiliary phase gadoxetic acid-enhanced M R images in patients with cirrhosis：potential of DW imaging in predicting progression to hypervascular HCC [J]. Radiology，2012，265：104-114.

[6] Akinyemiju T，Abera S, et al. The Burden of Primary Liver Cancer and Underlying Etiologies From 1990 to 2015 at the Global，Regional，and National Level：Results from the Global Burden of Disease Study 2015 [J]. JAMA Oncol, 2017, 3（12）：1683-1691.

[7] Desmet VJ. East-West pathology agreement on precancerous liver lesions and early

hepatocellular carcinoma [J]. Hepatology，2009，49（2）：355–357.

[8] Bo Ram Kim，Jeong Min Lee ，Dong Ho Lee，et al.Diagnostic Performance of Gadoxetic Acid–enhanced Liver MR Imaging versus Multidetector CT in the Detection of Dysplastic Nodules and Early Hepatocellular Carcinoma [J]. Radiology，2017，285（1）：134–146.

[9] Jin–Young Choi，Jeong–Min Lee，et al.CT and MR Imaging Diagnosis and Staging of Hepatocellular Carcinoma：Part I. Development，Growth，and Spread：Key Pathologic and Imaging Aspects [J]. Radiology，2014，272（3）：635–654.

[10] Tae Wook Kang，Sun–Young Kong，Danbee Kang，et al.Use of Gadoxetic Acid–enhanced Liver MRI and Mortality in More than 30 000 Patients with Hepatocellular Carcinoma：A Nationwide Analysis [J]. Radiology，2020，295（1）：114–124.

[11] Kim JH，Joo I，Lee JM. Atypical Appearance of Hepatocellular Carcinoma and Its Mimickers：How to Solve Challenging Cases Using Gadoxetic Acid–Enhanced Liver Magnetic Resonance Imaging [J]. Korean J Radiol，2019，20（7）：1019–1041.

[12] Chong YS，Kim YK，Lee MW，et al. Differentiating mass–forming intrahepatic cholangiocarcinoma from atypical hepatocellular carcinoma using gadoxetic acid–enhanced MRI [J]. Clin Radiol，2012，67（8）：766–73.

[13] Tajima T，Honda H，Taguchi K，et al. Sequential hemodynamic change in hepatocellular carcinoma and dysplastic nodules：CT angiography and pathologic correlation [J]. Am J Roentgenol，2002，178（4）：885–97.

[14] Roumanis PS，Bhargava P，Kimia Aubin G，et al. Atypical magnetic resonance imaging findings in hepatocellular carcinoma [J]. Curr Probl Diagn Radiol，2015，44（3）：237–45.

[15] Choi JW，Lee JM，Kim SJ，et al. Hepatocellular carcinoma：imaging patterns on gadoxetic acid–enhanced MR Images and their value as an imaging biomarker [J]. Radiology，2013，267（3）：776–86.

[16] Liu PH，Hsu CY，Hsia CY，et al. Prognosis of hepatocellular carcinoma：Assessment of eleven staging systems [J]. J Hepatol，2016，64（3）：601–608.

[17] Jia J，Puls D，Oswald S，et al. Characterization of the intestinal and hepatic uptake/efflux transport of the magnetic resonance imaging contrast agent gadolinium–ethoxylbenzyl–diethylenetriamine–pentaacetic acid [J]. Investigative radiology，2014，49：78–86.

[18] Kim DH，Choi SH，Kim SY，et al. Gadoxetic Acid–enhanced MRI of Hepatocellular

Carcinoma: Value of Washout in Transitional and Hepatobiliary Phases [J]. Radiology, 2019, 292: 270.

[19] Yi Wei, Zheng Ye, Bin Song et al. A New Diagnostic Criterion with Gadoxetic Acid–Enhanced MRI May Improve the Diagnostic Performance for Hepatocellular Carcinoma [J]. Liver Cancer, 2020, 9:426-439.

[20] Renzulli M, Biselli M, Brocchi S, et al. New hallmark of hepatocellular carcinoma, early hepatocellular carcinoma and high–grade dysplastic nodules on Gd–EOB–DTPA MRI in patients with cirrhosis: a new diagnostic algorithm [J]. Gut, 2018, 67: 1674–1682.

[21] 中华医学会放射学分会腹部学组. 肝胆特异性 MRI 对比剂钆塞酸二钠临床应用专家共识 [J]. 中华放射学杂志, 2016, 9（50）: 641–646.

[22] 吴孟超, 汤钊猷, 刘允怡, 等. 原发性肝癌诊疗规范（2019 年版）[J]. 中国实用外科杂志, 2020（2）: 121–138.

[23] Korean Liver Cancer Association（KLCA）, National Cancer Center（NCC）. 2018 Korean Liver Cancer Association–National Cancer Center Korea practice guidelines for the management of Hepatocellular Carcinoma [J]. Korean J Radiol, 2019, 20（7）: 1042–1113.

[24] Jorge A Marrero, Laura M Kulik, Claude B Sirlin, et al. Diagnosis, staging, and management of Hepatocellular Carcinoma: 2018 practice guidance by the American Association for the Study of Liver Diseases [J]. Hepatology, 2018, 68（2）: 723–750.

[25] Cho YK, Kim JK, Kim MY, Rhim H, Han JK. Systematic review of randomized trials for hepatocellular carcinoma treated with percutaneous ablation therapies [J]. Hepatology, 2009, 49（2）: 453–459.

[26] Shirabe K, Kanematsu T, Matsumata T, et al. Factors linked to early recurrence of small hepatocellular carcinoma after hepatectomy: univariate and multivariate analyses [J]. Hepatology, 1991, 14（5）: 802–805.

[27] Roayaie S, Schwartz JD, Sung MW, et al. Recurrence of hepatocellular carcinoma after liver transplant: patterns and prognosis [J]. Liver Transpl, 2004, 10（4）: 534–540.

[28] 金倩娜, 杨君, 吴志强, 等. Gd–EOB–DTPA MR 增强检查在肝癌 TACE 术后患者中的应用 [J]. 实用放射学杂志, 2014, 30（5）: 808–811, 821.

[29] 刘嵘, 王建华, 周康荣, 等. 原发性肝癌碘化油栓塞后磁共振成像表现与病理的对照研究 [J]. 中华肝脏病杂志, 2005, 13（10）: 754–758.

[30] Najmi Varzaneh F，Pandey A，Aliyari Ghasabeh，et al. Prediction of post–TACE necrosis of hepatocellular carcinoma usingvolumetric enhancement on MRI and volumetric oil deposition on CT，with pathological correlation [J]. Eur Radiol，2018，28（7）：3032–3040.

[31] Riaz A，Lewandowski RJ，Kulik L，et al. Radiologic–pathologic correlation of hepatocellular carcinoma treated with chemoembolization [J]. Cardiovasc Intervent Radiol，2010，33（6）：1143–1152.

[32] Hayano K，Lee SH，Sahani DV. Imaging for assessment of treatment response in hepatocellular carcinoma：current update [J]. Ind J Radiol Imaging，2015，25（2）：121–128.

第3章 肝脏转移瘤

第一节 典型肝脏转移瘤

一、概述

肝转移瘤是肝脏最常见的恶性肿瘤。肝脏具有肝动脉和门静脉双重血供系统，是恶性肿瘤血行转移的常见靶器官。全身各脏器起源的恶性肿瘤均可转移至肝脏，常见的包括胃肠道恶性肿瘤、乳腺癌、肺癌、胰腺癌、恶性黑色素瘤、肾癌、神经内分泌肿瘤等。

肝外原发肿瘤转移至肝脏主要通过4种途径：①邻近脏器肿瘤直接浸润、侵犯肝脏：如胆囊癌、胃癌、肾上腺肿瘤等；②经淋巴结途径转移入肝：如胆囊癌亦可经胆囊窝淋巴管或肝门淋巴结途径转移到肝脏；③经门静脉途径转移入肝：是消化道恶性肿瘤肝转移的最常见途径；④经体循环动脉途径入肝：如肺癌、乳腺癌、肾癌等。

临床表现：可在原发肿瘤基础上出现相应肝病表现。早期病变较小时症状可不明显，肝功能受损程度较轻。如转移瘤较大或弥漫全肝时可伴有相应肝病症状，如肝大、肝区疼痛、门静脉高压、体重下降等，缺乏特异性。实验室检查常伴有原发恶性肿瘤相关肿瘤标记物的改变，AFP常为阴性。

肝转移瘤可为单发或多发，甚至弥漫分布全肝，大小不等，肿瘤可伴有不同程度的坏死、囊变、出血，少数转移瘤伴有钙化，较少伴有肝硬化，较少侵及血管，门静脉癌栓少见，肿瘤破裂出血亦少见。组织病理学方面，肝转移瘤以腺癌居多，多数来源于消化道肿瘤、乳腺癌等。

根据转移瘤血供情况可分为两类：①乏血供性转移瘤：主要见于消化道来源的恶性肿瘤，血供不丰富，往往形成明显的中心坏死。②富血供性转移瘤：主要见于神经内分泌肿瘤、黑色素瘤、肾癌、部分乳腺癌等。

目前多种影像学方法均可诊断和检出肝转移瘤，与增强 CT、超声造影、细胞外对比剂增强 MR、PET-CT 等方法相比，Gd-EOB-DTPA 增强 MR 能明显提高小病灶的检出率，其灵敏度可达 90%～97%，尤其对于检出新辅助化疗后伴药物性脂肪肝、直径在 1.0cm 以下的肝转移瘤更具优势，同时必须联合其他序列（包括 T_2WI 脂肪抑制和 DWI 等）进行综合判断。

二、影像特征与定义

肝脏转移瘤通常保留原发肿瘤的组织学特征，影像表现与原发肿瘤相近。根据其原发灶不同，MR 信号各异，肿瘤可伴有不同程度的坏死、囊变和出血，少数可伴有钙化。本章节重点讨论典型肝转移瘤的 MR 影像表现。

典型的肝转移瘤常表现为肝实质内多发、大小不等、圆形或类圆形肿物，在 T_1WI 序列多数呈边界清楚的较低信号影，信号可均匀或不均匀，如肿瘤内伴有出血或为黑色素瘤转移灶可呈较高信号。在 T_2WI 序列多呈中高信号，其肿瘤中心可表现为更高信号，为中心坏死或含水量增加所致，常称为"牛眼征"或"靶征"；部分转移瘤由于周围可出现水肿区或因血供丰富，表现为病灶周围的 T_2WI 略高信号环，称为"晕圈征"或"灶旁水肿征"。DWI 序列上转移瘤因水分子扩散受限呈高信号。

大多数肝脏转移瘤虽有肝动脉参与供血，但仍为相对少血供肿瘤，增强扫描病灶以边缘环形强化、内部低强化为主要表现，门静脉期和移行期可有不完全的向心性强化。部分富血供性转移瘤，如神经内分泌肿瘤、肾癌、恶性黑色素瘤、甲状腺癌等，在增强动脉期呈明显强化，移行期强化减弱。

由于转移瘤不具有正常功能的肝细胞或细胞膜缺乏所需的转运蛋白，因此不能正常摄取 Gd-EOB-DTPA，在增强扫描肝胆期常表现为均匀或不均匀低信号，而正常肝细胞因摄取对比剂呈高信号，此时对比度最高，有利于转移瘤，特别是小转移灶的检出，且可更清晰地显示转移瘤边界（图 3-1）。此外，部分研究报道，肝转移瘤亦可在肝胆期表现出明显的"靶样"表现，其中心呈高信号，周围有相对低信号的边缘，这

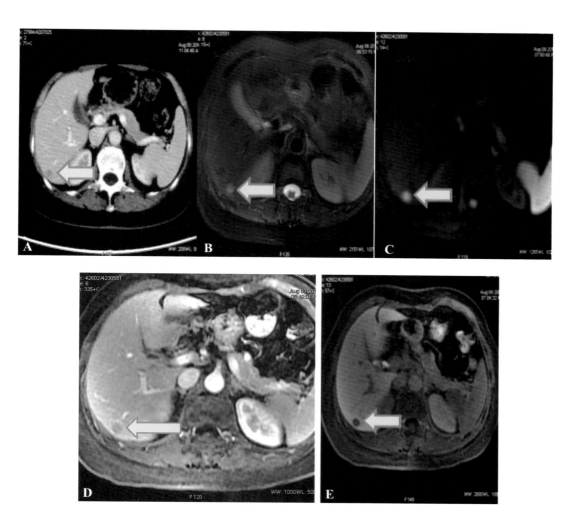

▲图 3-1　**Gd-EOB-DTPA 肝胆期成像更清晰地显示转移瘤边界（箭）**
A. 增强 CT；B. T$_2$WI 脂肪抑制；C. DWI；D. 增强 MRI；E. 肝胆期

可能是由于在肿瘤中央促结缔组织增生性反应，伴有较大间质间隙和凝固型坏死，致使对比剂长时间存留所致。

三、MRI 病例

1. 病例 1

患者，女性，62 岁。乙状结肠腺癌外院术后 22 个月，8 疗程化疗后（图 3-2）。

2. 病例 2

患者，男性，59 岁。直肠癌肝转移术后 10 个月余（图 3-3）。

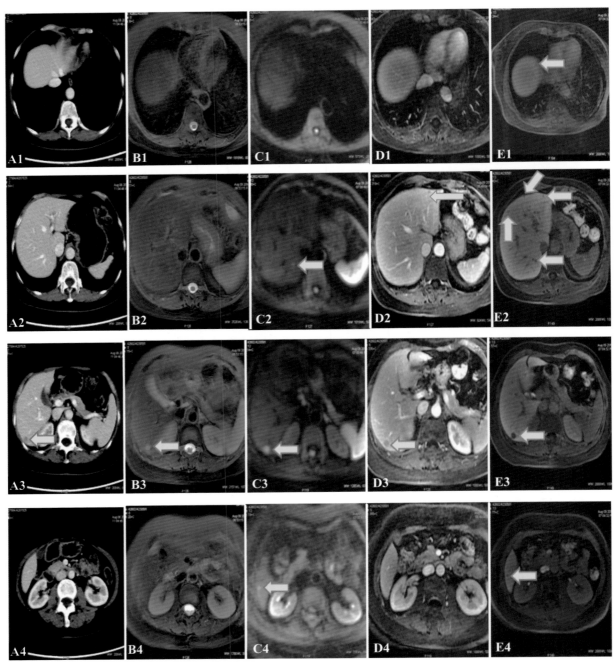

▲图 3-2　**Gd-EOB-DTPA 肝胆期对肝转移瘤（箭）的检出率特别是微小转移灶的检出率明显高于增强 CT、MR 平扫（包括 DWI）及动态增强序列，且边界更清晰**

A. CT 门静脉期；B. T_2WI 脂肪抑制；C. DWI（b=800s/mm²）；D. MR 门静脉期；E. 肝胆期（15min）

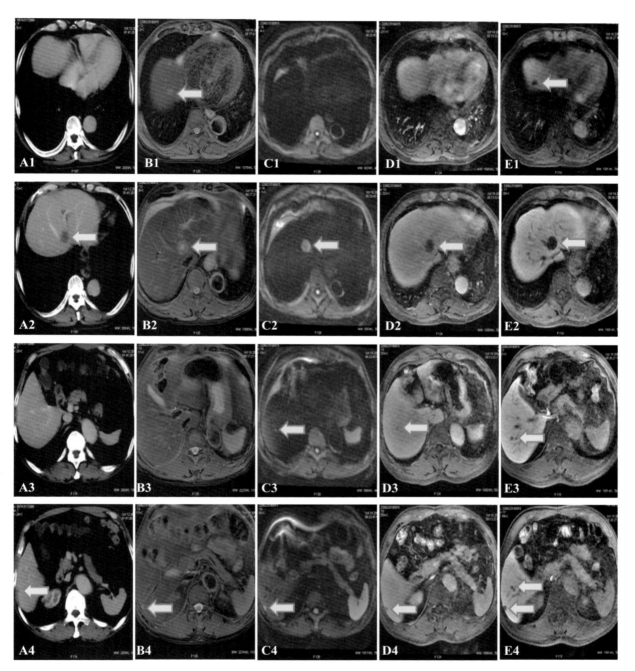

▲ 图 3-3　转移瘤在 MR T₂WI 脂肪抑制序列表现为中高信号或"靶征"。Gd-EOB-DTPA 肝胆期呈低信号，边界清晰，其对肝转移瘤（黄箭）的检出率高于增强 CT、MR 平扫（包括 DWI）及动态增强序列

A. CT 门静脉期；B. T₂WI 脂肪抑制；C. DWI（b=800s/mm²）；D. MR 门静脉期；E. 肝胆期（15min）

3. 病例 3

患者，男性，64 岁。确诊乙状结肠腺癌（图 3-4）。

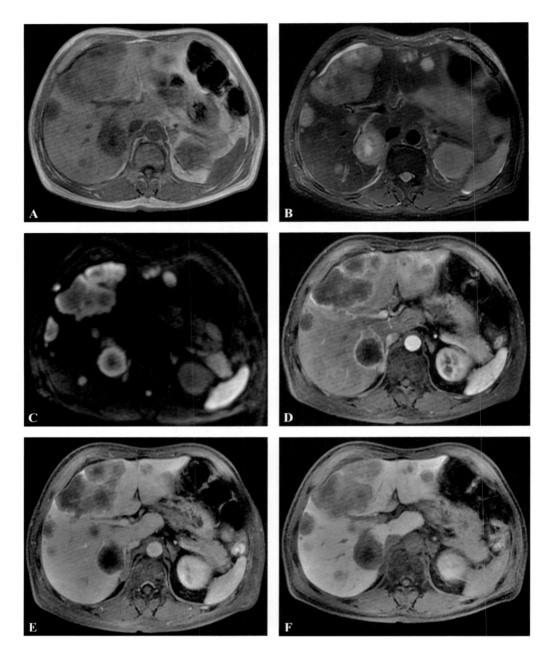

▲ 图 3-4　图示为典型乏血供转移瘤。结肠癌多发肝脏转移瘤，T_2WI 脂肪抑制序列部分呈典型"靶征"，**MR** 增强动脉期及门静脉期病灶呈边缘强化，内部强化不明显，**Gd-EOB-DTPA** 肝胆期呈均匀或不均匀低信号

A. T_1WI；B. T_2WI 脂肪抑制；C. DWI（$b=800s/mm^2$）；D. MR 动脉期；E. MR 门静脉期；F. 肝胆期（15min）

4. 病例 4

患者，女性，64 岁。MR 检查发现胰腺肿物，肝脏多发肿物，经肝穿刺确诊神经内分泌肿瘤，治疗后转移瘤缩小（图 3-5）。

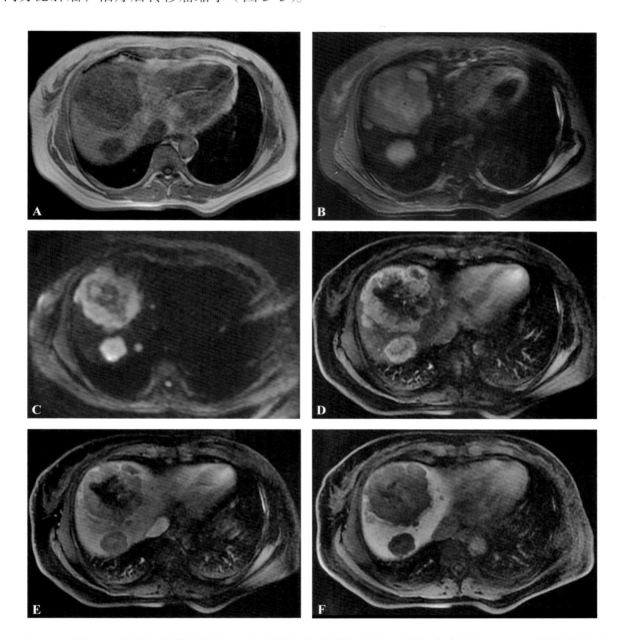

▲ 图 3-5　图示为典型富血供转移瘤。胰腺神经内分泌肿瘤伴多发肝脏转移瘤，T_2WI 脂肪抑制序列部分呈典型"靶征"，**MR** 增强动脉期见病灶明显强化，门静脉期强化减低，**Gd-EOB-DTPA** 肝胆期呈低信号

A. T_1WI；B. T_2WI 脂肪抑制；C. DWI（b=800s/mm²）；D. MR 动脉期；E. MR 门静脉期；F. 肝胆期（15min）

四、影像表现评述与建议

肝脏转移瘤伴有原发恶性肿瘤病史，以多发转移常见，影像学表现与原发肿瘤相近，典型肝转移瘤在 T_2WI 序列呈"靶征"表现，DWI 扩散受限，增强扫描以环形强化为主，肝胆期呈典型的均匀或不均匀低信号，边界清晰，部分亦可表现为"靶征"。Gd–EOB–DTPA 增强 MR 肝胆期敏感度最高，有助于小转移灶的检出和定性。

（赵心明　叶　枫　梁　萌）

第二节　不典型肝脏转移瘤

一、概述

肝脏转移瘤是肝脏最常见的恶性肿瘤。全身各脏器起源恶性肿瘤，均可转移至肝脏。因解剖关联、局部微环境等原因，消化道来源最常见，其中尤以胃肠癌肝脏转移发生率最高。肝脏转移瘤的影像学征象因原发肿瘤不同而影像表现各异，而且即使原发肿瘤具有相同病理类型，肝脏转移瘤也会表现出各异的征象。并且由于肝脏转移瘤来源于原发肿瘤不同克隆，同一患者肝转移也会出现不同影像表现。

二、影像特征与定义

不典型肝脏转移瘤是相对于肝脏转移瘤的典型征象而言。典型肝脏转移瘤在前面一节已经详述。不典型肝脏转移瘤则可表现为各种异于典型征象的少见影像学特点。主要表现为病灶形态、平扫信号特征、增强强化模式等特征的不典型。

典型肝脏转移瘤形态多表现为肝内圆形或类圆形结节肿块，较小者平扫内部信号较为均匀，较大者可呈"牛眼征"中心信号较高。不典型肝脏转移瘤可出现出血呈 T_1 高信号或囊变而内部呈 T_2 液体样高信号，例如在神经内分泌肿瘤肝脏转移 28%

（19/69）可出现液 – 液平面。在胃肠间质瘤中，肝脏转移出现坏死、囊性变、出血而使得征象不典型。

来源于胃肠癌、胆管及胰腺癌、非小细胞肺癌等肝脏转移瘤增强扫描典型为乏血供表现，此类不典型的肝脏转移瘤也可表现为富血供，可为单纯动脉期高强化或动脉期及门静脉期均强化。神经内分泌癌典型为乏血供强化模式，不典型者也可为富血供或部分富血供表现。

典型富血供肝脏转移瘤主要来源于恶性黑色素瘤、肾癌、分化较好的神经内分泌肿瘤等，当征象不典型时，也可呈低强化或无强化。乳腺癌肝脏转移征象较为多样，即可为富血供也可为乏血供。

典型肝脏转移瘤在治疗后征象常变为不典型，也是治疗反应性的影像表现。例如胃肠道间质瘤治疗后多出现明显囊变，甚至完全呈囊肿样外观。富血供的恶性黑色素瘤、神经内分泌瘤等在治疗后出现强化减低，也是提示反应性良好。

在钆塞酸二钠增强扫描的肝胆特异期，肝脏转移瘤典型表现为无对比剂摄取，治疗前后均呈类似改变，但不典型征象可表现为病灶环周无摄取，中心呈对比剂轻度摄取，呈"靶征"。可能的原因是促纤维组织增生，局部纤维间质含量丰富，伴有大量间质空隙与凝固性坏死，对比剂排泄迟缓，长时间停留。研究显示结直肠癌肝脏转移灶中 6.4%（5/79）出现靶征。在乳腺癌肝转移灶中，有 62%（8/13）可出现靶征。

三、MRI 病例

1. 病例 1
患者，女性，60 岁。十二指肠间质瘤肝脏转移瘤（图 3-6）。

2. 病例 2
患者，男性，57 岁。胃间质瘤肝脏转移（图 3-7）。

3. 病例 3
患者，男性，61 岁。直肠中分化腺癌肝脏转移（图 3-8）。

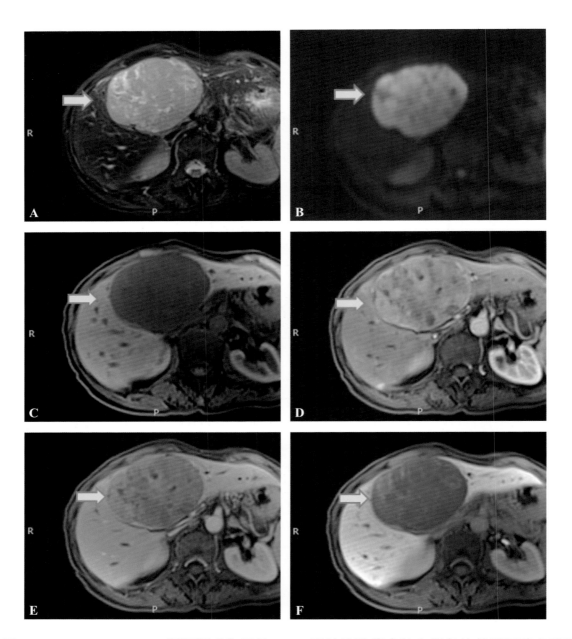

▲ 图 3-6　**Gd-EOB-DTPA 肝胆期成像显示 GIST 肝脏转移瘤病灶内部条片状局限稍高摄取区（箭），对应区域 T_2 信号较高，DWI 扩散受限，MR 增强可见强化，征象不典型**

A. 脂肪抑制 T_2WI；B. DWI（b=1500s/mm²）；C. T_1WI 平扫；D. MR 肝动脉期；E. MR 门静脉期；F. MR 肝胆期（15min）

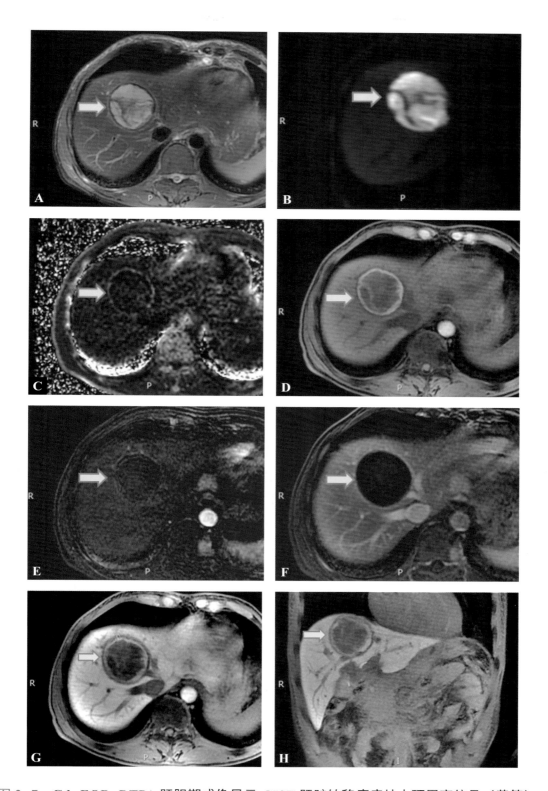

▲ 图 3-7　**Gd-EOB-DTPA** 肝胆期成像显示 **GIST** 肝脏转移瘤病灶内环周高信号（黄箭），对应平扫呈 T_1 高信号，T_2 高信号，R_2^* 高信号，增强扫描剪影图像未见强化，考虑病灶内出血成分，非肝转移瘤典型征象

A. 脂肪抑制 T_2WI；B. DWI（b=1500s/mm²）；C. R_2^*；D. MR 平扫；E. 肝动脉剪影；F. MR 门静脉期剪影；G. MR 肝胆期（15min）轴位；H. MR 肝胆期（15min）冠状位

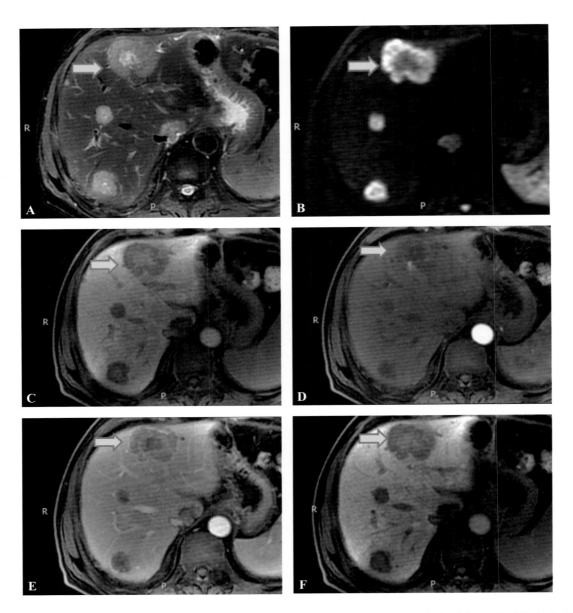

▲ 图 3-8　Gd-EOB-DTPA 肝胆期成像显示，肝内转移灶呈中心对比剂轻度摄取的"靶征"（箭）。对应区域平扫呈 T_1 较低信号，T_2 较高信号，DWI 扩散轻度受限，增强扫描强化微弱，考虑坏死或纤维间质丰富所致，非肝转移瘤典型征象

A. 脂肪抑制 T_2WI；B. DWI（b=1500s/mm^2）；C. T_1WI 平扫；D. MR 肝动脉期；E. MR 门静脉期；F. MR 肝胆期（15min）

四、影像表现评述与建议

　　肝脏转移瘤的不典型表现经常主要表现为病灶内坏死、囊变组织导致的不典型无强化或液性信号区特征。由于肿瘤血管异常增生或肿瘤间质成分增多也可导致不典型

的明显强化特征。富血供肝脏转移瘤在有效治疗后强化往往明显减低，呈乏血供改变。钆塞酸二钠增强 MRI 肝胆特异期不典型肝转移瘤"靶征"样强化特点。

肝脏转移瘤的异质性较为明显，不同原发肿瘤、不同患者、不同病灶、治疗不同时间均可表现为不典型征象，在临床实践中需谨慎观察，并结合患者病灶动态变化、其他器官转移情况等信息综合考虑。

（孙应实　崔　湧）

参 考 文 献

[1] Karaosmanoglu AD，Onur MR，Ozmen MN，et al. Magnetic Resonance Imaging of Liver Metastasis [J]. Semin Ultrasound CT MR，2016，37（6）：533–548.

[2] Granata V，Catalano O，Fusco R，et al. The target sign in colorectal liver metastases：an atypical Gd–EOB–DTPA "uptake" on the hepatobiliary phase of MR imaging [J]. Abdom Imaging，2015，40（7）：2364–2371.

[3] Thian YL，Riddell AM，Koh DM. Liver–specific agents for contrast–enhanced MRI：role in oncological imaging [J]. Cancer Imaging，2013，13（4）：567–579.

[4] Ha S，Lee CH，Kim BH，et al. Paradoxical uptake of Gd–EOB–DTPA on the hepatobiliary phase in the evaluation of hepatic metastasis from breast cancer：is the "target sign" a common finding? [J]. Magn Reson Imaging，2012，30（8）：1083–1090.

[5] Fowler KJ，Linehan DC，Menias CO. Colorectal liver metastases：state of the art imaging [J]. Ann Surg Oncol，2013，20（4）：1185–1193.

[6] Sommer WH，Zech CJ，Bamberg F，et al. Fluid–fluid level in hepatic metastases：a characteristic sign of metastases of neuroendocrine origin [J]. Eur J Radiol，2012，81（9）：2127–2132.

[7] Chourmouzi D，Sinakos E，Papalavrentios L，et al. A. Gastrointestinal stromal tumors：a pictorial review [J]. J Gastrointestin Liver Dis，2009，18（3）：379–383.

[8] Shankar S，Dundamadappa SK，Karam AR，et al. Imaging of gastrointestinal stromal tumors before and after imatinib mesylate therapy [J]. Acta Radiol，2009，50（8）：837–844.

[9] Sahu S，Schernthaner R，Ardon R，et al. Imaging Biomarkers of Tumor Response in

Neuroendocrine Liver Metastases Treated with Transarterial Chemoembolization：Can Enhancing Tumor Burden of the Whole Liver Help Predict Patient Survival [J]. Radiology, 2017, 283（3）：883–894.

[10] Kim A , Lee C H , Kim B H , et al. Gadoxetic acid–enhanced 3.0T MRI for the evaluation of hepatic metastasis from colorectal cancer：metastasis is not always seen as a "defect" on the hepatobiliary phase [J]. Eur J Radiol, 2012；81（2）：3998–4004.

[11] 路娜，王雅棣 . 转移性肝癌的治疗 [J]. 肝癌电子杂志，2016，3（3）：13–17.

第4章 肝脏局灶性结节增生与局灶性结节增生样病变

第一节　肝脏局灶性结节增生（FNH）

一、概述

局灶性结节增生（focal nodular hyperplasia，FNH）属于肝细胞良性再生结节，并非真正的肿瘤，属于肿瘤样病变，属良性病变，不影响患者工作，小病灶不需要治疗，随诊即可，大病灶产生压迫症状时可选择介入栓塞或手术切除治疗。FNH多见于中青年女性，与口服避孕药无明确关系。该病一般无症状，各项实验室检查指标均为正常，无肝硬化基础，肿瘤标志物正常，常因体检或其他疾病进行腹部影像学检查时偶然发现。

FNH内的肝细胞与正常肝细胞无明显差别，只是失去正常单层肝细胞板的结构，肝细胞板通常由2～3层肝细胞构成。FNH病灶内库普弗细胞数目和功能与正常肝组织相似。病灶内特别是纤维间隔及中央瘢痕内存在增粗的畸形血管及增生的胆管。肝细胞增生结节、畸形血管、胆管增生及含有正常的库普弗细胞是FNH典型组织学特征。不典型的FNH可没有典型的增生结节或畸形血管，一般都含有增生的胆管。无论是典型还是不典型的FNH，其增生的胆管与正常胆管均没有交通。

FNH常单发，仅有10%～20%为多发。FNH常发生于没有慢性肝病的肝脏，90%以上的FNH无包膜，病灶边界较清楚，多呈分叶状。病灶内的纤维间隔把增生的肝细胞分割成大量结节，故该病被称为局灶性结节增生，纤维组织常在病灶中央区域形成星形瘢痕。

CT 平扫 FNH 呈等密度或略低密度，在较严重的脂肪肝背景下也可呈现相对略高密度。由于病灶与周围肝组织的密度差很小，CT 平扫通常漏诊。动态增强扫描动脉期可以提高 FNH 的检出率，但由于其富血供特征往往会误诊为肝细胞癌或肝血管瘤。常规 MR 检查可以反映出病灶的细胞密度和 T_2WI 信号强度与其他常见肝脏病变的区别，但仍然会与不典型病变存在交叉，Gd–EOB–DTPA 增强 MR 能明显提高肝脏局灶性结节增生的诊断准确性，其灵敏度可达 90% 以上，可以避免部分患者因诊断不明确而进行手术切除治疗。

二、典型肝脏局灶性结节增生

（一）影像特征与定义

由于肝脏局灶性结节增生在过去的临床工作中，往往被误诊为不典型肝细胞癌或不典型血管瘤，尤其在仅有 CT 增强检查的情况下，由于 FNH 动脉期明显强化，部分病灶静脉期也明显强化的特征，加上对该疾病的认识不够，常常会出现误诊。近年来，随着 MRI 检查技术的普及和新型对比剂的应用，FNH 的诊断准确率有了显著的提高。FNH 肿块内具有正常肝细胞的功能，Gd–EOB–DTPA 增强检查肝胆期图像能够将其与肝细胞癌和肝血管瘤做出明确的区分。

动脉期绝大多数 FNH 都有较明显的强化，除中央瘢痕外，肿块的实性部分显著强化且较均匀。病灶边缘清楚，可呈分叶状改变。在门静脉期及移行期观察，动脉期强化的实性部分通常呈现等或略高强化。约有 50% 的 FNH 可显示中央瘢痕，T_2WI 序列显示中心星芒状或小片长 T_2 信号影，形态不规则，部分病灶平扫时中央瘢痕显示不清，增强扫描静脉期瘢痕有强化，延迟 3～5min 后中央瘢痕继续强化而显示不清。部分 FNH 中央瘢痕或病灶周围可见迂曲增粗的畸形血管，对诊断也有一定的帮助。

由于肝脏局灶性结节增生具有正常功能的肝细胞或所需的转运蛋白，因此能正常摄取 Gd–EOB–DTPA，在增强扫描肝胆期常表现为等信号或明显高信号，中心瘢痕区低信号，此征象诊断准确性极高。此外，部分研究报道，肝脏局灶性结节增生在 Gd–EOB–DTPA 增强扫描肝胆期 70% 呈现明显高信号，这可能是由于在肿块内除失去肝小叶排列的肝细胞外，存在大量生成的毛细胆管结构，这些胆管上皮结构的增多，会导致病灶内 Gd–EOB–DTPA 的高摄取和长时间存留。

（二）MRI 病例

1. 病例 1

患者，女性，26 岁。体检发现肝占位，AFP 1.7ng/ml（图 4–1）。

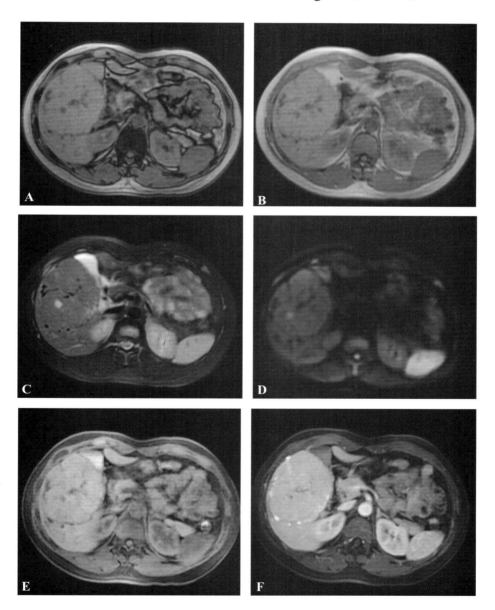

▲ 图 4–1　首次 MRI（Gd–DTPA）检查，病灶内瘢痕延迟强化，提示肝 FNH。4 年后复查（Gd–EOB–DTPA）病灶无明显变化，肝胆期呈明显高信号

A. T$_1$WI 反相位；B. T$_1$WI 正相位；C. T$_2$WI；D. DWI（b=800s/mm^2）；E. T$_1$WI 平扫；F. 动脉期

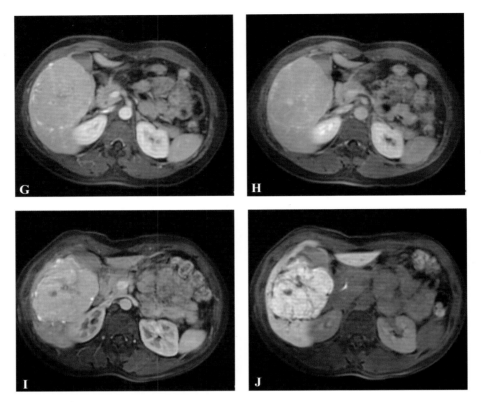

▲图 4-1 （续）首次 MRI（Gd-DTPA）检查，病灶内瘢痕延迟强化，提示肝 FNH。4 年后复查（Gd-EOB-DTPA）病灶无明显变化，肝胆期呈明显高信号

G. 门静脉期；H. 移行期；I. 动脉期（4 年后）；J. 肝胆期（4 年后）

2. 病例 2

患者，男性，4 岁。体检发现肝占位。2 年后手术切除，病理诊断 FNH（图 4-2）。

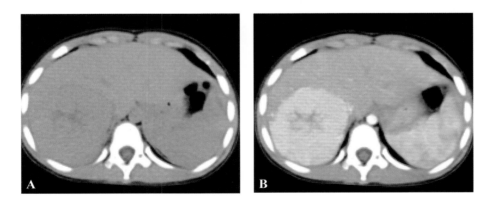

▲图 4-2 CT 提示 FNH 可能，行 MRI（Gd-EOB-DTPA）检查，肝胆期病变呈明显高信号，提高了诊断信心

A. CT 平扫；B. CT 动脉期

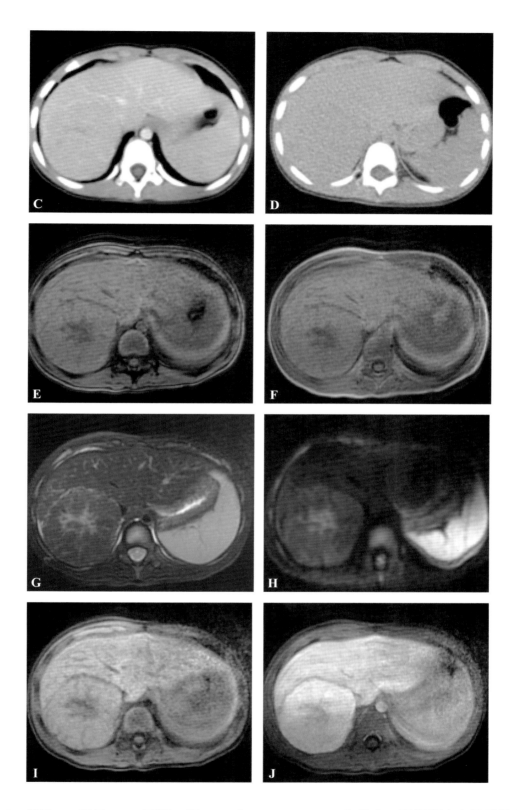

▲图 4-2 （续）CT 提示 FNH 可能，行 MRI（Gd-EOB-DTPA）检查，肝胆期病变呈明显高信号，提高了诊断信心

C. CT 门静脉期；D. CT 延迟期；E. T_1WI 反相位；F. T_1WI 正相位；G. T_2WI；H. DWI（b=800s/mm^2）；I. T_1WI 平扫；J. 动脉期

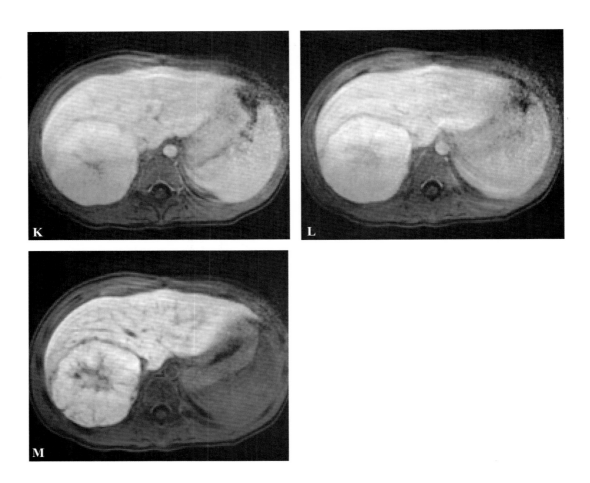

▲图 4-2 （续）CT 提示 FNH 可能，行 MRI（Gd-DTPA）检查，肝胆期病变呈明显高信号，提高了诊断信心

K. 静脉期；L. 移行期；M. 肝胆期

3. 病例 3

患者，男性，25 岁。体检结果如下（图 4-3）。

（三）影像表现评述与建议

肝脏局灶性结节增生一般无症状，各项实验室检查指标均为正常，以单发病灶常见，影像学表现为富血供，典型肝脏局灶性结节增生在 T_2WI 序列呈"中心瘢痕"表现，肝胆期呈典型的等或高信号，边界清晰，部分亦可表现为"中心瘢痕"。Gd-EOB-DTPA 增强 MR 肝胆特异期能够提供病灶摄取能力信息，有助于与其他肝脏常见肿瘤进行鉴别。

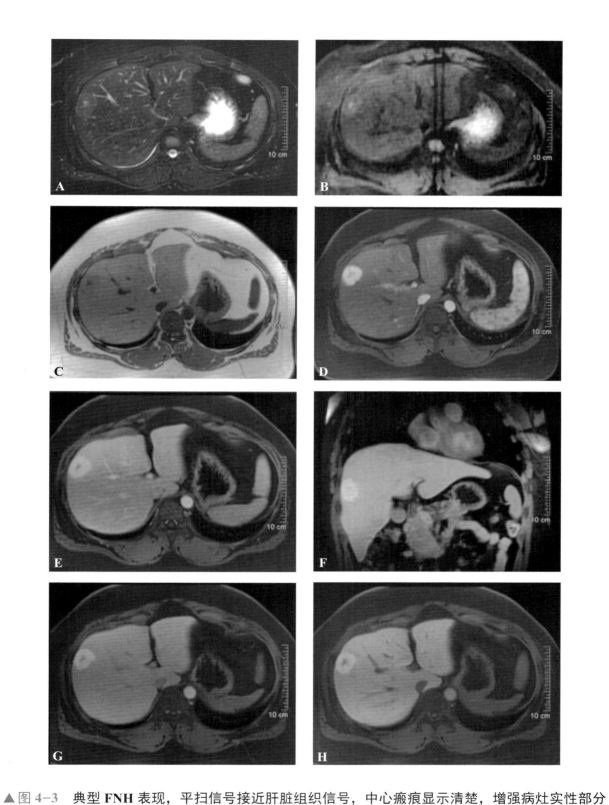

▲ 图 4-3 典型 FNH 表现，平扫信号接近肝脏组织信号，中心瘢痕显示清楚，增强病灶实性部分明显强化，肝胆期为高摄取，中心瘢痕为低信号，肯定性诊断

A. T_2WI；B. DWI（b=600s/mm²）；C. T_1WI 正相位；D. 动脉期；E. 门静脉期；F. 静脉期冠状面；G. 移行期；H. 肝胆期

三、不典型肝脏局灶性结节增生

（一）影像特征与定义

不典型 FNH 的影像学表现包括：①多发病灶；②大病灶而无星芒状瘢痕；③小病灶大瘢痕，病灶 < 3cm 而中心大片星芒状瘢痕无强化区。据文献报道，直径大于 3cm 的病灶往往伴有典型的中央星芒状瘢痕改变，而小于 3cm 的病灶常表现为不典型无星芒区域的特征，缺少星芒状区域的表现并不罕见（文献报道发生率约 30%）。

相关病理研究证实，这些病灶中又有约 25% 在镜下观察亦缺乏星状区或厚纤维间隔区，易与肝细胞腺瘤混淆，但其特征性病理特征的其中两项：异常增生的血管与异常增生的细小胆管，有助于病理学诊断不典型 FNH，而对应的影像学特征则为增强检查肝胆期明显等或高信号，代表着肝胆期对比剂在病灶内的高摄取与潴留。

有时一些小于 3cm 的病灶中心出现大片不规则无强化区，往往会被误认为转移瘤（中心坏死）或肝脏原发恶性肿瘤，病灶的异质性给鉴别诊断带来困难，而能反映一定病理学特征的 Gd-EOB-DTPA 增强检查肝胆期图像则能轻易解决这一问题。这是因为 FNH 的病理学基础决定了其病灶内肝细胞成分在肝胆期大量摄取 Gd-EOB-DTPA，使其在肝胆期显示为等或高信号，该征象已经成为诊断 FNH 的新标准。

因此，当临床上遇到这种实验室检查阴性而常规影像学无法明确肿瘤良恶性的病例，应当采取的是 Gd-EOB-DTPA 增强检查而不是积极的穿刺活检。

（二）MRI 病例

1. 病例 1

患者，女性，47 岁。体检发现肝占位。肝内多发 FNH，其中最大一枚位于 S$_8$ 段，合并出血（图 4-4）。

2. 病例 2

患者，女性，30 岁。体检发现肝占位（图 4-5）。

3. 病例 3

患者，女性，66 岁。体检发现肝占位（图 4-6）。

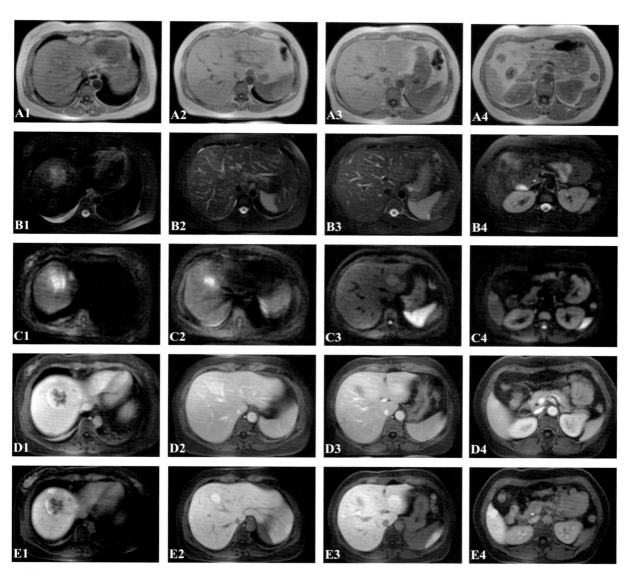

▲图 4-4 多发病灶，强化方式类似海绵状血管瘤，但 T₂WI 排除典型海绵状血管瘤，Gd-EOB-DTPA 增强肝胆期证实为多中心 FNH

A. T₁WI 正相位；B. T₂WI；C. DWI（b=800s/mm²）；D. 门静脉期；E. 肝胆期

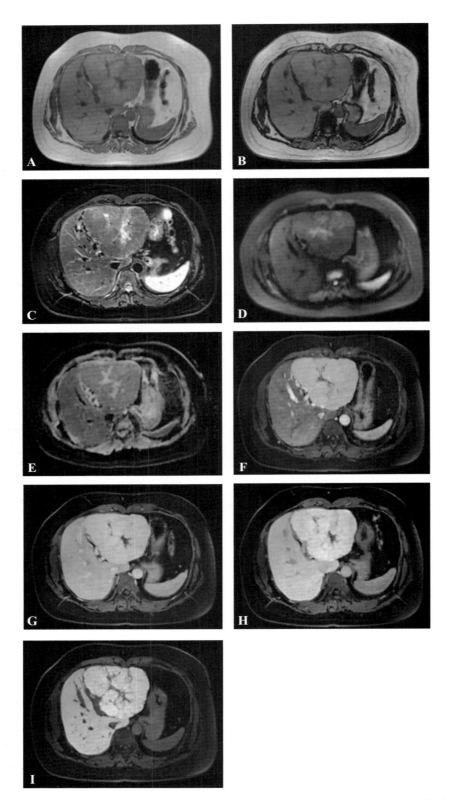

▲ 图 4-5　肝左叶巨大占位，Gd-EOB-DTPA 增强肝胆期显示高摄取的 FNH 病灶，其内星芒状瘢痕显示更为清晰

A. T₁WI 正相位；B. T₁WI 反相位；C. T₂WI；D. DWI（b=800s/mm²）；E. ADC；F. 动脉期；G. 门静脉期；H. 移行期；I. 肝胆期

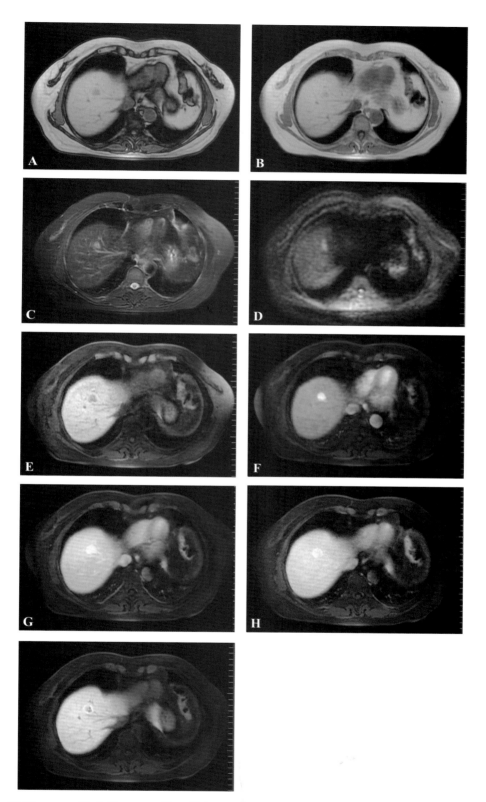

▲图 4-6 直径 **2.4cm** 的病灶 **T₂WI** 信号均匀，肝胆期清晰显示病灶中心瘢痕，瘢痕面积约占肿块 **50%**，加上结节周边区肝胆期明显强化这一特征，诊断本例为 **FNH**

A. T₁WI 反相位；B. T₁WI 正相位；C. T₂WI；D. DWI（b=800s/mm²）；E. Mask；F. 动脉期；G. 门静脉期；H. 移行期；I. 肝胆期

4. 病例 4

患者，女性，28 岁。体检发现肝占位（图 4-7）。

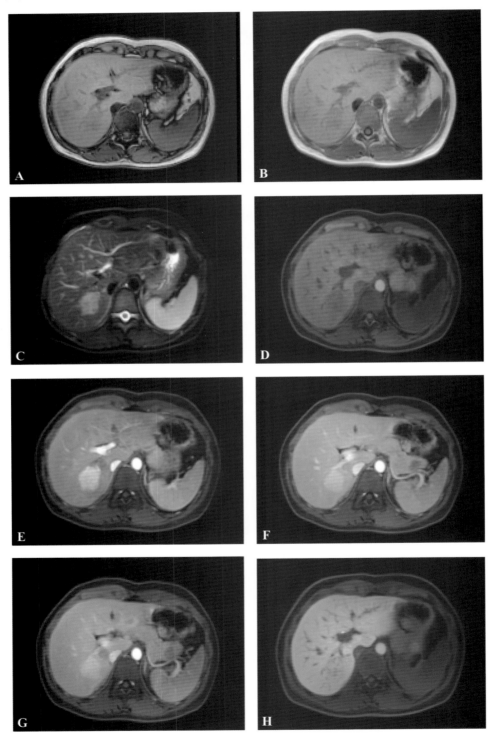

▲图 4-7　肝 S_7 段椭圆形病灶，缺乏中心瘢痕，根据其动脉期明显强化，且肝胆期病灶高摄取的特点，诊断本例为 FNH

A. T_1WI 反相位；B. T_1WI 正相位；C. T_2WI；D. T_1WI 平扫；E. 动脉期；F. 门静脉期；G. 移行期；H. 肝胆期

5. 病例 5

患者，男性，55 岁。发现肝占位（图 4-8）。

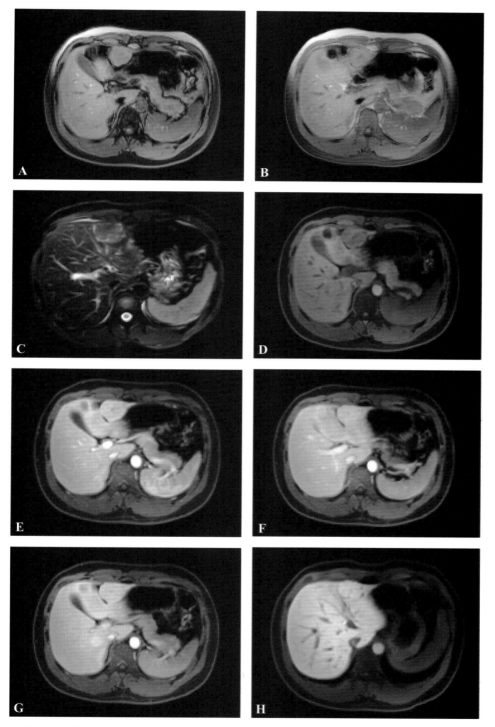

▲ 图 4-8　肝 S_3 椭圆形肿块，T_2WI 可见周围高信号包膜样结构，增强扫描动脉期病灶明显强化，结合典型瘢痕征及肝胆期高信号的特点，诊断本例为 **FNH**；考虑病灶周围假包膜结构可能与周围肝实质推挤受压、绕行血管结构及炎症反应有关

A. T_1WI 反相位；B. T_1WI 正相位；C. T_2WI；D. T_1WI 平扫；E. 动脉期；F. 门静脉期；G. 移行期；H. 肝胆期

6. 病例 6

患者，男性，40 岁。发现肝占位（图 4-9）。

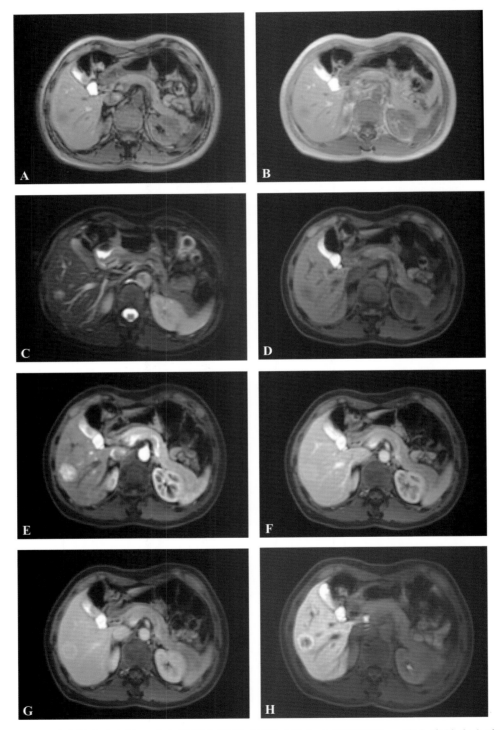

▲图 4-9　肝 S_6 段椭圆形病灶，动态增强扫描移行期可见中心廓清现象，结合病灶中心瘢痕及肝胆期高信号的特点，诊断本例为 FNH

A. T_1WI 反相位；B. T_1WI 正相位；C. T_2WI；D. T_1WI 平扫；E. 动脉期；F. 门静脉期；G. 移行期；H. 肝胆期

7. 病例 7

患者，女性，32 岁。体检发现肝占位，增强 CT 扫描，提示肝内高血供占位，不除外恶性病变（图 4-10）。

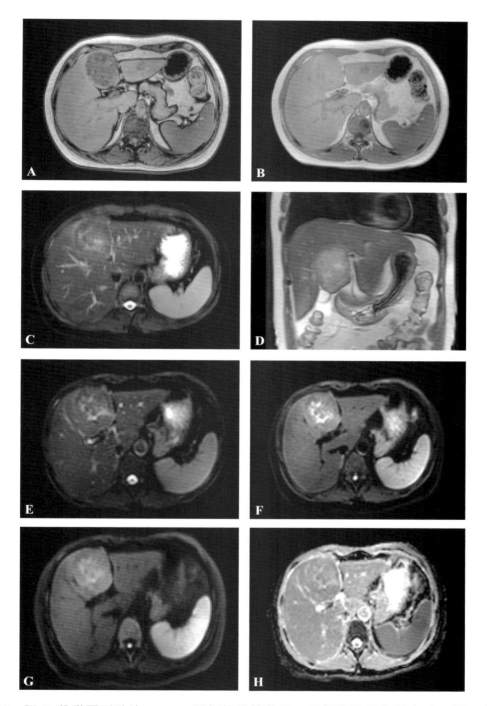

▲ 图 4-10　肝 S_4 段类圆形肿块，T_1WI 同相位呈等信号，反相位可见信号衰减，提示病灶内有脂质成分，病灶中心可见典型瘢痕征，结合肝胆期高信号的特点，诊断本例为 **FNH**

A. T_1WI 反相位；B. T_1WI 正相位；C. T_2WI-TRA；D. T_2WI-CDR；E. DWI（b=0s/mm^2）；F. DWI（b=50s/mm^2）；G. DWI（b=800s/mm^2）；H. ADC

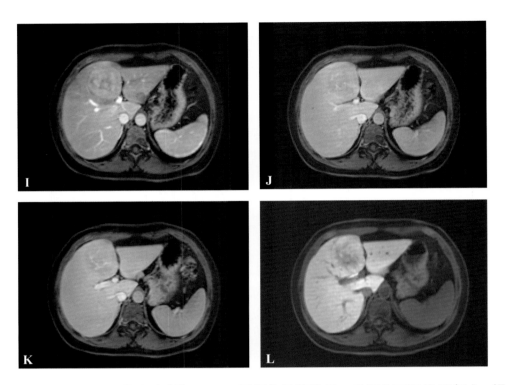

▲图 4-10　（续）肝 S_4 段类圆形肿块，T_1WI 同相位呈等信号，反相位可见信号衰减，提示病灶内有脂质成分，病灶中心可见典型瘢痕征，结合肝胆期高信号的特点，诊断本例为 FNH

I. T_1WI 动脉期；J. T_1WI 门静脉期；K. T_1WI 移行期；L. 肝胆期

（三）影像表现评述与建议

中央瘢痕的存在是 FNH 传统影像诊断中的重要指征，而瘢痕的缺失或者形态大小异常又会使诊断变得困难，有时需要多种影像学手段结合进行诊断。据文献报道，US、CT 及常规 MR 诊断非典型 FNH 的准确率约 50%，而肝脏特异性对比剂 Gd-EOB-DTPA 的应用使得这一问题变得简单。一项针对 128 例病例的免疫组化分析表明，病灶内肝细胞显示出了较强的 OATP8 表达，肝胆期强化特征可以鉴别出 97% 的 FNH 病灶。

（吴飞云　刘希胜　王荃荣子　张　晶　李　琼

王可欣　孙书文　张修石　张红霞）

第二节　肝脏局灶性结节增生样病变

一、概述

肝脏局灶性结节增生（FNH）样病变是指发生在非正常肝脏上的良性肝结节。非正常肝脏指肝硬化或血管异常的肝脏，其中血管异常肝脏包括慢性肝病、门静脉先天异常、非肝硬化性门静脉高压症、门静脉海绵样变，以及 Fontan 相关性肝病（FALD）等。

Sano Y. 等在 1985 年从影像学和病理学角度首次报道了 FNH 样病变。FNH 样病变在宏观、显微镜及免疫组化上与 FNH 相同。典型 FNH 样病变组织学上以肝细胞增生结节被纤维间隔分隔、小胆管增生、粗大变异血管、炎性细胞浸润为特征。谷氨酰胺合成酶（GS）染色表现为特征性的"地图样"染色模式。

FNH 样病变的发病机制尚不清楚，最被广泛接受的理论是与门静脉肝血流异常有关，这反过来会导致肝细胞萎缩，并伴随肝细胞的适应性增生反应。可能的机制是门静脉病变和再生结节对肝窦的压迫。弥漫性肝血管病变可能是多个 FNH 样病变发生的潜在机制，特别是在接受化疗的癌症患者中。

二、影像特征

FNH 样病变在 MR 图像上的典型表现为 T_1 加权像上等信号或轻度高信号，T_2 加权像上轻度高信号，并伴有动脉期明显强化，无门静脉期或移行期廓清现象。如果存在中央瘢痕，则中央瘢痕在 T_2 加权像上表现为高信号。Gd–EOB–DTPA 增强 MR 图像上 FNH 样病变在 HBP 图像上通常表现为均匀等或高信号，这与其 OATP8 表达较背景肝组织相同或更强有关。FNH 样病变在 CT 平扫图像上表现为等密度，CT 增强模式类似于 Gd–DTPA 增强 MRI 表现。

三、MRI 病例

病例

患者，男性，31 岁。发现肝硬化 4 月余，胃镜提示胃底静脉曲张，超声提示：肝硬化，脾大，肝内多发异常回声，超声造影提示，右肝顶 2 枚偏高回声结节，动脉期高强化，肝癌可能性大。肿瘤标记物：CA125 为 181.3U/ml ↑，CA19-9 为 99.4U/ml ↑，铁蛋白（Fer）为 574.9ng/ml ↑，AFP（－）。病理：全肝切除标本可见，肝小叶结构消失，代之以大小不等肝硬化结节，部分肝细胞见灶性坏死，并见桥接坏死。肝内见多灶再生结节，局灶见小胆管增生伴多量炎细胞浸润。诊断：中度慢性肝炎、肝硬化（G_3，S_4 段）伴铜沉积；肝多发再生结节伴多发局灶性结节增生（图 4-11 和图 4-12）。

四、影像表现评述与建议

FNH 样病变与 FNH 在病理组织学上基本相同，两者的区别在于 FNH 样病变发生于非正常肝脏基础上，而 FNH 发生于正常或接近正常的肝脏背景。

FNH 样病变首先需要与肝硬化背景下的各种结节进行鉴别，如肝细胞癌（HCC）、不典型增生结节（DN）、再生结节（RN）。① HCC：不均匀 T_1WI 低信号、T_2WI 高信号、不均匀动脉强化、廓清征象、HBP 不均匀摄取、无"EOB 瘢痕"、DWI 高信号和明显低 ADC 值是区别 HCC 和 FNH 样病变的重要影像学特征。② DN：包括 LGDN 和 HGDN，DN 在 T_1WI 信号不定，常为高信号，T_2WI 为低或等或高信号，动脉期可强化，DWI 呈等或稍高信号，HBP 类似肝实质信号或呈稍低信号。③ RN：RN 在 T_1WI 上表现为等或高信号，在 T_2WI 上表现为等或低信号。在增强 MRI 上，RN 表现为与邻近肝脏相似的强化，而在 HBP 中，它们呈等或高信号。含脂结节和脂肪变性结节在 MR 反相位图像较同相位图像上的信号低。含铁和铁质结节在 T_2WI 和 T_2^*WI 上表现为明显的低信号。

FNH 样病变还需与转移瘤、肝细胞腺瘤（HCA）、结节样再生性增生（NRH）等鉴别。①转移瘤：化疗后随访过程中新发的肝脏富血供结节，极易误诊为转移瘤，Gd-EOB-DTPA 增强 MRI 有重要鉴别价值，转移瘤在 HBP 上呈低信号。② HCA：MRI

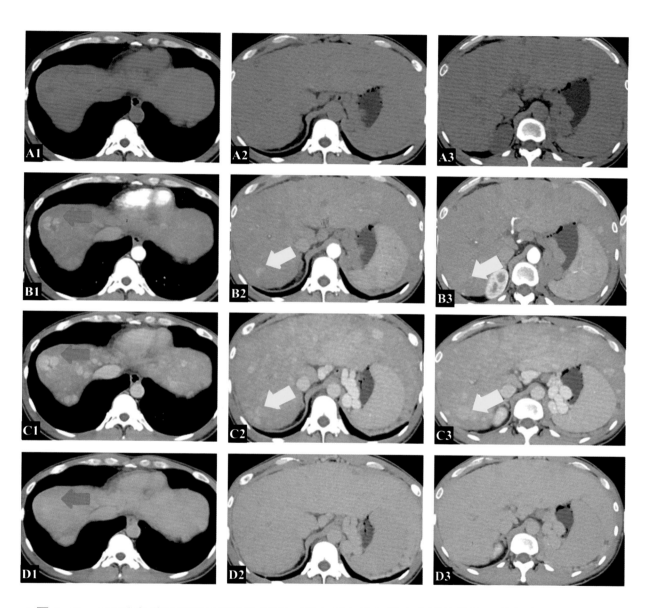

▲ 图 4-11　CT 动态增强扫描示肝硬化表现，肝实质内见多发大小不等类圆形等低密度影。增强扫描动脉期部分病灶明显强化，静脉期及移行期呈等密度，部分结节呈持续稍高密度（黄箭）。其中，右肝顶病灶大小约 **24mm×33mm**，病灶内见裂隙状低密度影（红箭）

A. CT 平扫；B. 增强动脉期；C. 门静脉期；D. 移行期

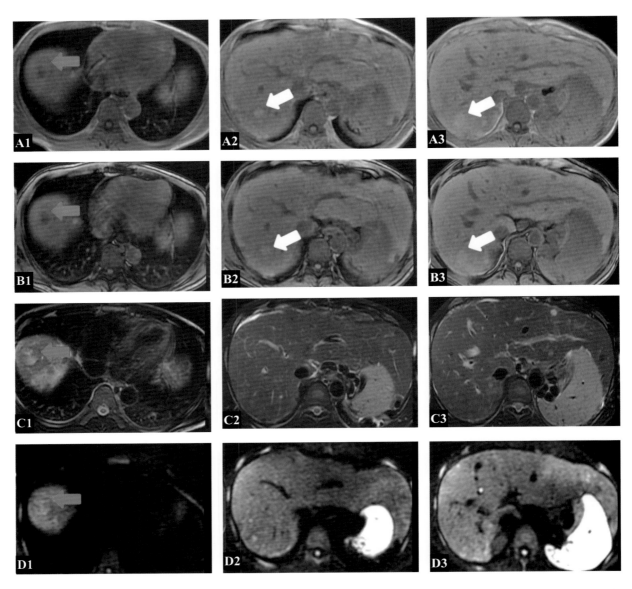

▲ 图 4-12   与图 4-11 为同例患者。Gd-EOB-DTPA 动态增强 MRI 示肝硬化表现。肝内可见多发结节，边界较清，部分结节呈 T_1WI 稍低、T_2WI 稍高及 DWI 稍高信号，增强扫描动脉期、门静脉期及移行期可见明显强化高信号，肝胆期呈高信号，部分病灶呈环状高信号，中心为稍低信号（黄箭）。较大者位于右肝膈顶部（红箭），动脉期结节中心可见一低强化区，门静脉期及移行期该区呈渐进性强化，肝胆期结节中心信号下降，病灶呈环状稍高信号，以上结节为 FNH 样病变。肝内另见多发短 T_1、等 T_2 结节，增强扫描轻度持续强化，肝胆特异期呈高信号，提示为肝硬化结节（白箭）。脾脏增大，脾静脉及胃底静脉迂曲扩张
A. 正相位；B. 反相位；C. T_2WI 脂肪抑制；D. DWI

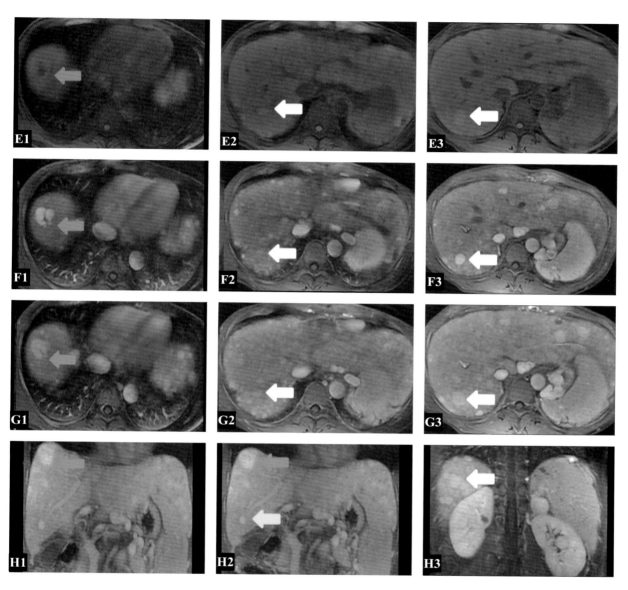

▲图 4-12 （续）与图 4-11 为同例患者。Gd-EOB-DTPA 动态增强 MRI 示肝硬化表现。肝内可见多发结节，边界较清，部分结节呈 T_1WI 稍低、T_2WI 稍高及 DWI 稍高信号，增强扫描动脉期、门静脉期及移行期可见明显强化高信号，肝胆期呈高信号，部分病灶呈环状高信号，中心为稍低信号（黄箭）。较大者位于右肝膈顶部（红箭），动脉期结节中心可见一低强化区，门静脉期及移行期该区呈渐进性强化，肝胆期结节中心信号下降，病灶呈环状稍高信号，以上结节为 FNH 样病变。肝内另见多发短 T_1、等 T_2 结节，增强扫描轻度持续强化，肝胆特异期呈高信号，提示为肝硬化结节（白箭）。脾脏增大，脾静脉及胃底静脉迂曲扩张

E. T_1WI；F. 动脉期；G. 门静脉期；H. 移行期

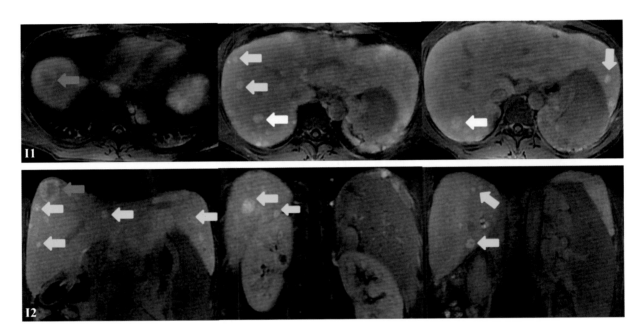

▲ 图 4-12 （续）与图 4-11 为同例患者。**Gd-EOB-DTPA 动态增强 MRI** 示肝硬化表现。肝内可见多发结节，边界较清，部分结节呈 T_1WI 稍低、T_2WI 稍高及 DWI 稍高信号，增强扫描动脉期、门静脉期及移行期可见明显强化高信号，肝胆期呈高信号，部分病灶呈环状高信号，中心为稍低信号（黄箭）。较大者位于右肝膈顶部（红箭），动脉期结节中心可见一低强化区，门静脉期及移行期该区呈渐进性强化，肝胆期结节中心信号下降，病灶呈环状稍高信号，以上结节为 **FNH** 样病变。肝内另见多发短 T_1、等 T_2 结节，增强扫描轻度持续强化，肝胆特异期呈高信号，提示为肝硬化结节（白箭）。脾脏增大，脾静脉及胃底静脉迂曲扩张

I. Gd-EOB-DTPA 肝胆期（15～17min）

T_1WI 上因为出血和脂肪常可见高信号，提示腺瘤的可能。③ NRH：由于 NRH 由门静脉血流供应，因此在动脉期呈低信号，门静脉期呈轻至中度强化，移行期呈等信号。NRH 可能在 T_1WI 和 T_2WI 上表现为低信号、等信号或高信号。在 HBP，NRH 呈高信号，病变中心区域相对低信号，表现为环形强化。高信号部分对应于表达 OATP8 的增生肝细胞，中心低信号部分对应于汇管区。

鉴别 FNH 样病变与上述各种结节，有助于避免不必要的肝组织活检或肝脏部分切除，最大限度保留患者肝脏功能，临床意义重大。

（陈 峰 叶圣利 池晓萍）

参 考 文 献

[1] Gupta RT，Iseman CM，Leyendecker JR，et al. Diagnosis of focal nodular hyperplasia with MRI：multicenter retrospective study comparing gadobenate dimeglumine to gadoxetate disodium [J]. Am J Roentgenol，2012，199（1）：35–43.

[2] Brancetelli G，Federle MP，Grazioli L，et al. Focal nodular hyperplasia：CT findings with emphasis on multiphasic helical CT in 78 patients [J]. Radiology，2001，219（1）：61–68.

[3] Yoon JH，Kim JY. Atypical findings of focal nodular hyperplasia with gadoxetic acid（Gd–EOB–DTPA）–enhanced magnetic resonance imaging [J]. Iran J Radiol，2014，11（1）：92–96.

[4] Ferlicot S，Kobeiter H，Tran Van Nhieu J，et al. MRI of atypical focal nodular hyperplasia of liver：radiology–pathology correlation [J]. Am J Roentgenol，2004，183（5）：1227–1231.

[5] Asbach P，Klessen C，Koch M，et al. Magnetic resonance imaging findings of atypical focal nodular hyperplasia of the liver[J]. Clin Imaging，2007，31：244–252.

[6] Ba–Ssalamah A，Schima W，Schmook MT，et al. Atypical focal nodular hyperplasia of the liver：imaging features of nonspecific and liver–specific MR contrast agents [J]. Am J Roentgenol，2002，179：1447–1456.

[7] Choi JY，Lee HC，Yim JH，et al. Focal nodular hyperplasia or focal nodular hyperplasia–like lesions of the liver：a special emphasis on diagnosis [J]. J Gastroenterol Hepatol，2011，26（6）：1004–1009.

[8] Zech CJ，Grazioli L，Breuer J，et al. Diagnostic performance and description of morphological features of focal nodular hyperplasia in Gd–EOB–DTPA–enhanced liver magnetic resonance imaging：results of a multicenter trial [J]. Invest Radio，2008，43（7）：504–511.

[9] Tani Joji，Miyoshi Hisaaki，Sasaki Motoko，et al. Multiple Hypervascular FNH–like Lesions in a Patient with No History of Alcohol Abuse or Chronic Liver Disease [J]. Intern Med，2013，52（19）：2225–2230.

[10] Yoneda N，Matsui O，Kitao A，et al. Hepatocyte transporter expression in FNH and FNH–like nodule：correlation with signal intensity on gadoxetic acid enhanced magnetic resonance images [J]. Jpn J Radiol，2012，30（6）：499–508.

[11] Newerla C，Schaeffer F，Terracciano L，et al. Multiple FNH–Like Lesions in a Patient with Chronic Budd–Chiari Syndrome：Gd–EOB–Enhanced MRI and BR1 CEUS Findings [J]. Case Rep Radiol, 2012：685486.

[12] Rebouissou S，Couchy G，Libbrecht L，et al. The beta–catenin pathway is activated in focal nodular hyperplasia but not in cirrhotic FNH–like nodules [J]. Gastroenterology & Hepatology, 2008, 49（1）：61–71.

[13] Kim MJ，Lee S，An C. Problematic lesions in cirrhotic liver mimicking hepatocellular carcinoma [J]. Eur Radiol，2019，29（9）：5101–5110.

[14] Ünal E，Karaosmanoğlu AD，Ozmen MN，et al. Hepatobiliary phase liver MR imaging findings after Oxaliplatin–based chemotherapy in cancer patients [J]. Abdom Radiol, 2018, 43（9）：2321–2328.

[15] Özcan HN，Karçaaltıncaba M，Seber T，et al. Hepatocyte–specific contrast–enhanced MRI findings of focal nodular hyperplasia–like nodules in the liver following chemotherapy in pediatric cancer patients [J]. Diagn Interv Radiol, 2020, 26（4）：370–376.

[16] Kim TH，Yang HK，Jang HJ，et al. Abdominal imaging findings in adult patients with Fontan circulation [J]. Insights Imaging, 2018, 9（3）：357–367.

[17] Sano Y，Nakamura S，Kitazawa T，et al. Focal nodular hyperplasia–like lesion of the liver associated with thorotrast liver disease—report of a case [J]. Gan No Rinsho, 1985, 31（11）：1445–1450.

[18] Kim JW，Lee CH，Kim SB，et al. Washout appearance in Gd–EOB–DTPA–enhanced MR imaging：A differentiating feature between hepatocellular carcinoma with paradoxical uptake on the hepatobiliary phase and focal nodular hyperplasia–like nodules [J]. J Magn Reson Imaging, 2017, 45（6）：1599–1608.

[19] Choi JY，Lee HC，Yim JH，et al. Focal nodular hyperplasia or focal nodular hyperplasia–like lesions of the liver：a special emphasis on diagnosis [J]. J Gastroenterol Hepatol, 2011, 26（6）：1004–1009.

[20] Bryant BH，Zenali MJ，Swanson PE，et al. Glutamine Synthetase Immunoreactivity in Peritumoral Hyperplasia in Liver：Case Report of a Metastatic Paraganglioma With Focal Nodular Hyperplasia–Like Changes and Review of an Additional 54 Liver Masses [J]. Am J

Clin Pathol, 2016, 146（2）: 254–261.

[21] Fujita N，Nishie A，Asayama Y，et al. Hyperintense Liver Masses at Hepatobiliary Phase Gadoxetic Acid–enhanced MRI: Imaging Appearances and Clinical Importance [J]. Radiographics, 2020, 40（1）: 72–94.

[22] Loh JT，Chea YW，Lim KH，et al. Focal nodular hyperplasia–like lesion in a cirrhotic liver mimicking a cholangiocarcinoma [J]. J Clin Pathol, 2014, 67（4）: 377–380.

第5章 肝细胞腺瘤

一、概述

（一）疾病一般背景及流行病学分析

肝细胞腺瘤（hepatocellular adenoma，HCA）相对少见，是继海绵状血管瘤及局灶性结节增生后第三常见的肝良性肿瘤，目前对该病的发病机制尚无统一论断。欧美国家 HCA 好发于 20—45 岁育龄妇女，有学者认为该疾病发生与口服避孕药有关，避孕药能使瘤体增大且增加破裂出血的风险。国内文献报道，男性 HCA 患者相对多见，而有服用避孕药史女性患者少见。此外该病亦见于糖原贮积症、糖尿病、血色素沉着症、肢端肥大症及使用合成代谢类固醇的男性患者。肥胖、血管异常、口服雄激素治疗多囊卵巢综合征、大量吸烟及饮酒也是高危因素。HCA 患者通常无肝硬化，部分可伴有脂肪肝。HCA 好发于肝右叶（约 70%），常单发（约 80%），多发少见。当病灶数目达 10 个以上，与服用类固醇无关，有临床症状，出现肝功能异常时可诊断为肝腺瘤病。慢性乙肝感染会增加 HCA 癌变的危险性，少数无包膜者也易恶变，研究发现 β-catenin 基因突变是癌变的主要因素。

患者多无病毒性肝炎史，AFP 阴性，发展慢，病程长，早期多无明显临床症状，少数因肿物过大可有腹部不适，部分患者因肿物出血及坏死以腹痛发热为就诊的主要症状。HCA 瘤内和腹腔出血率约 25%，癌变率约 2.5%，男性恶变率为女性的 10 倍，因此需要密切随访或手术治疗。病理是诊断本病的金标准，术前是否行穿刺活检目前存在争议，因穿刺可增加肿瘤破裂出血、感染及种植转移等并风险，另外穿刺对本病的治疗方案影响不大，因此有许多学者不主张根据穿刺结果作为是否手术的依据。患者如果没明显手术禁忌证应尽早手术治疗，除手术外还有射频或微波消融，肝动脉栓塞等治疗手段。

（二）病理分型及基因表型

2019 版消化系统肿瘤 WHO 分类根据腺瘤基因 / 免疫表型特征将 HCA 主要分为 4 种病理亚型：① HNF1A 失活型 HCA（*HNF1A*-inactivaed HCA，H-HCA）；②炎症型 HCA（iflammatory HCA，IHCA）；③ β-catenin 激活型 HCA（β-catenin activated HCA，b-HCA）； ④ β-catenin 激活炎症型 HCA（β-catenin activated inflammatory HCA，b-IHCA）。另据文献报道少见类型包括音猬因子型、ASS1 阳性及未分类型 HCA。主要有如下亚型。

炎症型 HCA（即 2010 年旧版的炎症型）：最多见，占 40%～55%，IHCA 发病与 IL6-JAK-STAT 信号通路活化有关，该信号通路最常见的突变基因包括白介素 6 信号传导因子（interleukin 6 signal transducer，IL6ST）（60%）、FRK（10%）、STAT3（5%）等。IL6ST 突变可以导致白细胞介素 -6（interleukin-6，IL-6）受体被激活，在肿瘤细胞内产生一种急性炎症反应，表现为过表达的急性反应物及炎症细胞浸润。此型与肥胖、脂肪肝、酗酒有关。男女均可发病，男性单发多见，约 10% 患者伴有 β-catenin 激活，可以恶变为肝癌（hepatocellular carcinoma，HCC）。病理表现为肝窦扩张淤血，灶区炎性细胞浸润，另可见厚壁血管及小胆管反应性增生。免疫表型表现为肿瘤细胞 C 反应蛋白（CRP）及血清淀粉 A 弥漫表达。

HNF1A 失活型 HCA（相当于旧版的 TCF1 基因突变型）：占 30%～35%。HNF1A 基因失活与该亚型发病相关，HNF1A 突变导致 FABP1 基因表达异常，其编码脂肪酸结合蛋白在该亚型肿瘤细胞内表达丢失。HNF1A 失活导致脂肪酸转运受损，继而导致肿瘤内脂肪过量堆积。HNF1A 失活型 HCA 典型的病理表现为腺瘤弥漫性脂肪变性，不伴有细胞学的异型性和炎性浸润，免疫表型特征为缺乏肝脂肪酸结合蛋白（LFABP）表达。HNF1A 失活型 HCA 在 4 种亚型中恶变概率最小。

β-catenin 激活型和 β-catenin 激活炎症型 HCA（相当于旧版的 β-catenin 激活型）：占 15%～19%，该亚型最主要分子特征表现为 WNT 信号通路激活。CTNNB1 基因（编码 β-catenin 蛋白）3 号外显子片段缺失突变或热点突变导致 β-catenin 高水平活化，其下游谷胺酰胺合成酶（GS）弥漫强表达。而 3 号外显子 S45 和 7/8 号外显子突变导致

β-catenin 低水平活化，GS 则呈"星空样"或灶性表达。β-catenin 激活型 HCA 的特殊危险因素包括糖原贮积症、摄入雄性激素及家族性息肉病综合征。病理主要表现为细胞结构的异型性，假腺管结构形成及脂褐素等色素物质沉积。伴 3 号外显子突变型 b-HCA 有高继发肝细胞癌风险，而 S45 及 7/8 号外显子突变型 b-HCA 无或有低继发肝细胞癌风险。b-IHCA 则兼具 IHCA 和 b-HCA 病理及分子特征。

二、影像特征与定义

由于 HCA 每个亚型与其特殊的基因突变有关，且各有独特的致病危险因素、生物学行为、组织形态学特征及自然病史，因此 4 种亚型 HCA 的影像表现各异，而根据不同的亚型治疗方案也不同。其 MR 表现有如下特点。

(1) 炎症型 HCA：T_1WI 多数为低信号，化学位移反相位图像上无信号减低。非肿瘤区肝实质可表现为脂肪肝，约 11% 患者病灶内可见微小脂肪。瘤内有扩张的血窦，血液流速减慢，这些充满血液的区域水分含量高，T_2WI 表现为中等到明显高信号，如中央信号稍低、周围信号较高则如环礁，或在病变中心可见 T_2WI 高信号的小结节如小岛屿。于增强扫描动脉期明显强化，且持续至门静脉期及移行期。T_2WI 明显高信号和移行期持续强化为此型 HCA 较具特点的表现（图 5-1）。T_2WI 高信号区（环礁和中心岛屿）通常于动脉晚期强化，若此环仅于动脉期和门静脉期强化，肝胆特异期减退，称为"环礁征"，反之则为假包膜。"环礁征"具有较高的特异性，但不是所有炎症型 HCA 都可见"环礁征"（图 5-2），其敏感性不高。该亚型于 Gd-EOB-DTPA 肝胆期九成以上表现为低摄取，少数表现为等 - 高摄取，易被误诊为 FNH（图 5-2）。极少部分病变可在 T_1WI 及 T_2WI 上均呈等信号，增强扫描动脉期一过性强化。

(2) HNF1A 失活型 HCA：特征性表现为以不均匀脂肪密度为主的病变，由于含有糖原和脂肪表现为 T_1WI 等、高信号，T_1WI 化学位移反相位表现为肿瘤信号弥漫减低，提示含有细胞内脂肪，且只有该亚型 HCA 有此种表现。T_2WI 一般表现为高信号，部分可为等 - 稍低信号。此型 HCA 50% 为多发，无恶变风险，病灶最大径超过 5 cm 可能出血。强化方式多样，增强扫描动脉期为中等度强化，其强化程度相对较炎症型 HCA 弱；不伴有门静脉期及移行期持续强化为其典型强化方式。在 Gd-EOB-DTPA 增强扫描肝胆特异期，此型 HCA 几乎均表现为均匀低摄取，且有研究表明其肝胆特异期信号往往比其他亚型更低。此型弥漫脂肪变的病灶与良性结节脂肪变及含有脂肪的 HCC 在常规影像上很难鉴别，明确诊断需要依靠组织病理和免疫组化分析。

(3) β-catenin 激活型和 β-catenin 激活型炎症性 HCA：T_1WI 主要为均匀或不均匀等信号，很少坏死出血，且多无脂肪变性，故化学位移反相位图像上无信号减低。T_2WI 信号无特异性，主要为等或稍高信号，也可表现为高或低信号。瘤内有低信号中央瘢痕，显微镜下显示为纤维间隔，有研究表明边界模糊的瘢痕和无确切边界的 T_2WI 高信号区与 β- 连环蛋白阳性相关，因为 β- 连环蛋白阳性的病灶恶变风险较高，故呈现此征象的患者主张手术切除或密切随访。此型 HCA 和 FNH 均可出现中央瘢痕，而"辐轮"样外观的中央瘢痕仅见于 FNH。此型富血供，增强扫描动脉期表现为均匀或不均匀的明显强化，门静脉期和移行期可持续强化，保持信号不变或略减低，但仍有强化。此型有部分病变于门静脉期可出现对比剂廓清，这种强化方式常致误诊为肝癌。糖原贮积病背景下发生的此型肿瘤在 CT 上肝脏的密度弥漫性增加。Gd-EOB-DTPA 肝胆期病灶与周围正常肝实质相比呈等、稍高信号或低信号。该型 HCA 影像学表现特异性较差，需要组织病理学确诊（图 5-3）。

(4) 音猬因子型、ASS1 阳性及未分类型其相应的特征性 MRI 表现尚待探讨。

鉴别诊断方面，本病主要需和 HCC、纤维板层型 HCC、FNH 和血管平滑肌脂肪瘤相鉴别。因为 HCA 与 FNH 相似，为胆汁淤积性病变，病理及影像表现有时相互重叠，且部分炎症性、β-catenin 激活型 HCA 在 Gd-EOB-DTPA 肝胆期亦呈等或稍高信号，此时 Gd-EOB-DTPA 也无法区分 HCA 与 FNH。但炎症性 HCA 患者多肥胖、酗酒和有口服避孕药史，免疫组化 C 反应蛋白及血清淀粉样相关蛋白阳性，有助于与 FNH 鉴别。根据 2016 年国内共识，在鉴别 HCA 和 FNH 时，肝胆特异期相对低摄取，提示为 HCA，肝胆特异期高摄取则提示 FNH；少数 HCA 可表现为肝胆特异期高摄取，但与 FNH 相比信号仍不够高，此外，在 MRI 平扫的信号对病变性质亦有提示作用。此外，因为高分化肝细胞癌（hepatocellular carcinoma，HCC）细胞膜上 OATP8 载体可突变致功能增强，两者肝胆特异期均可表现为不同程度地摄取 Gd-EOB-DTPA 呈高信号。对于 OATP8 载体功能减低的高分化 HCC，与 β-catenin 激活型 HCA 亦鉴别困难，两者均可表现为 T_2WI 不均匀高信号，"快进快退"强化模式，肝胆特异期均为低信号。大的腺瘤除出血灶外，强化较均匀，而大的 HCC 强化往往不均匀，多见坏死。若患者有乙型、丙型肝炎史，AFP 升高，则更倾向于 HCC，HCC 增强扫描常表现为不均匀强化，坏死较明显（裂隙样坏死较典型），病灶周围血管侵犯及癌栓形成，可资鉴别。纤维板层型 HCC 早期强化明显，中央瘢痕多无强化且显示清晰，两者的鉴别有一定难度，需结合病史。乏脂肪型血管平滑肌脂肪瘤增强扫描动脉期不均匀明显强化，门静脉期减退但信号仍高于或等于周围肝实质，肝胆期不摄取 Gd-EOB-DTPA 呈低信号，与 β-catenin 激活型 HCA 不易鉴别。增强后血管平滑肌脂肪瘤周边可见迂曲扩张的引流静脉早显，中心可见粗大畸形血管洋葱皮样分布；而 β-catenin 激活型 HCA 患者可有糖原贮积病、摄入男性激素和家族性息肉病综合征病史，有助鉴别。

三、MRI 病例

1. 病例 1

患者，男性，31 岁。再生障碍性贫血 20 余年（图 5-1）。

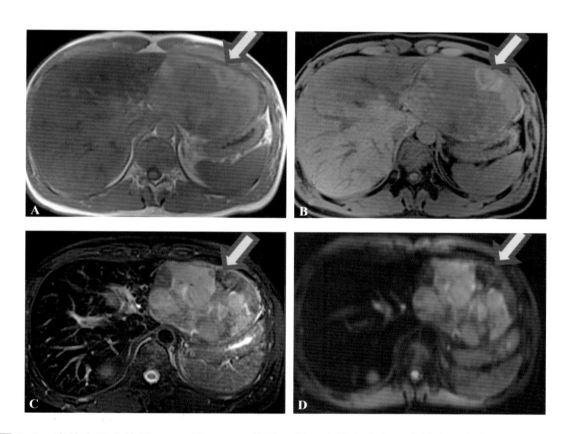

▲ 图 5-1 病灶内见小片状 T_1WI 高、T_2W 信号，提示病灶内出血。病灶内见多个结节状 T_2WI 高信号灶（中心岛屿），增强扫描动脉期明显强化，且持续至门静脉期及移行期。病灶边缘可见假包膜。手术误诊肝血管肉瘤，手术病理证实为炎症型 HCA
A. T_1WI；B. T_1WI 压脂；C. T_2WI；D. DWI

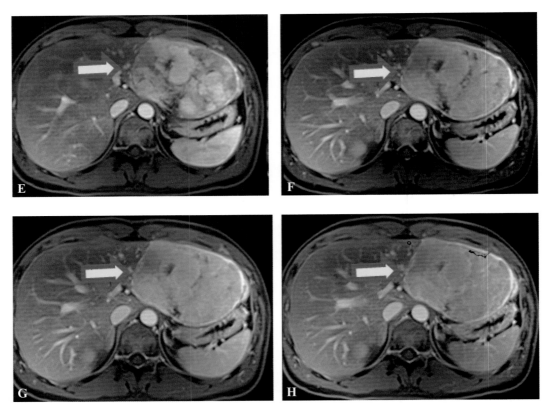

▲图 5-1 （续）病灶内见小片状 T_1WI 高、T_2W 信号，提示病灶内出血。病灶内见多个结节状 T_2WI 高信号灶（中心岛屿），增强扫描动脉期明显强化，且持续至门静脉期及移行期。病灶边缘可见假包膜。术误诊肝血管肉瘤，手术病理证实为炎症型 HCA

E.动脉早期；F.动脉晚期；G.门脉静期；H.移行期

2. 病例 2

患者，女性，22 岁。超声查体发现肝左叶占位性病变（图 5-2）。

3. 病例 3

患者，女性，45 岁。体检发现肝内占位 1 周余（图 5-3）。

四、影像表现评述与建议

总体来说，在影像学检查手段中，MRI 对 HCA 的诊断意义最大。HCA 可表现为 T_1WI 略低或强度不等的高信号，T_2WI 为等或略高信号，可有厚薄不一、低信号假包膜；大多数腺瘤至少有数个信号不均匀区，与瘤内结构、坏死、出血、脂肪和糖原沉淀有关；化学位移成像（正反相位图像）有助检出 HCA 内少量或微量的细胞内脂质且

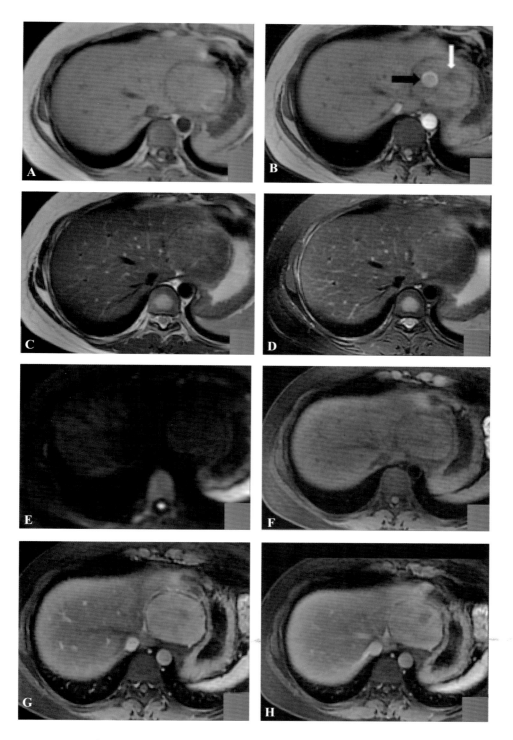

▲ 图 5-2　**A.** T_1WI 同相位示肝 S_2 段类圆形肿块，呈略高信号；**B.** T_1WI 反相位，肿块内见小片状低信号（白箭），提示脂肪变性；黑箭为主动脉伪影；**C、D.** 示 T_2WI 及 $FS-T_2$ 呈等信号至稍高信号，无明环礁征；**E.** DWI 示病变呈稍高信号；**F.** 增强前蒙片，示病变基本呈等信号，周边环形低信号，考虑为包膜结构；**G 至 I.** Gd-EOB-DTPA 增强扫描动脉期、门静脉期、平衡期，病变较均匀持续性强化，脂肪变性部分强化程度较轻

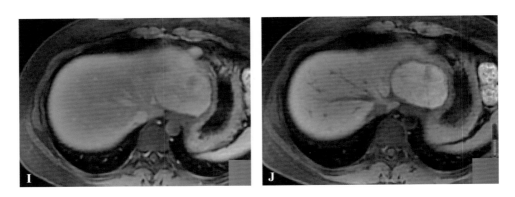

▲ 图 5-2 （续）J. 肝胆特异期，病变呈高信号，提示高摄取。病理：炎症型 HCA

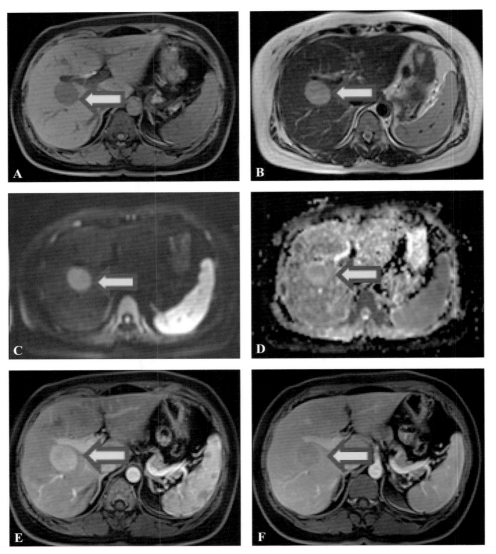

▲ 图 5-3 T₁WI 呈均匀低信号，T₂WI 呈均匀高信号，DWI 呈中度弥散受限高信号，ADC 信号减低不明显，Gd-EOB-DTPA 增强动脉期明显、均匀强化，门静脉期强化程度减退，移行期强化进一步降低，Gd-EOB-DTPA 肝胆期不摄取呈均匀低信号。手术病理：β-catenin 激活型 HCA
A. T₁WI 压脂；B. T₂WI 压脂；C. DWI；D. ADC；E. 动脉期；F. 门静脉期

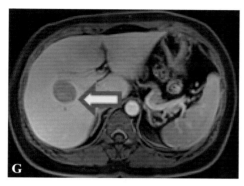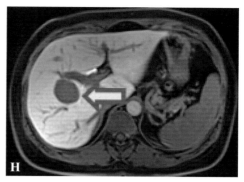

▲图 5-3　（续）T₁WI 呈均匀低信号，T₂WI 呈均匀高信号，DWI 呈中度弥散受限高信号，ADC 信号减低不明显，Gd-EOB-DTPA 增强动脉期明显、均匀强化，门静脉期强化程度减退，移行期强化进一步降低，Gd-EOB-DTPA 肝胆期不摄取呈均匀低信号。手术病理：β-catenin 激活型 HCA

G. 移行期；H. EBO 肝胆期

敏感性、特异性高。因腺瘤细胞和正常肝细胞相似，少数在所有序列上和正常肝实质的信号一致而无法被发现。动态增强有重要诊断意义，HCA 为富血供肿瘤，增强后除出血、坏死或脂肪变区域无强化外，其余病灶于动脉期强化程度较高。HCA 常见的 3 种亚型在 MRI 上均有其特点，MRI 可提高其亚型分类的诊断准确率，尤其对炎症型和 HNF1A 失活型。Gd-EOB-DTPA 增强检查对 HCA 的定性诊断有较大的辅助作用。

（江新青　莫　蕾　王　青　李海鸥）

参 考 文 献

[1] WHO Classification of Tumours·5th Edition，Digestive System Tumours，WHO Classification of Tumours Editorial Board，2019，6.

[2] Dhingra S，Fiel MI. Update on the new classification of hepatic adenomas：clinical，molecular，and pathologic characteristics[J]. Arch Pathol Lab Med，2014，138（8）：1090-1097.

[3] Bise，Sylvain，et al. New MRI features improve subtype classification of hepatocellular

adenoma [J]. European Radiology, 2019, 29（5）: 2436–2447.

[4] van Aalten SM, Thomeer MG, Terkivatan T, et al. Hepatocellular adenomas: correlation of MR imaging findings with pathologic subtype classification [J]. Radiology, 2011, 261: 172–181.

[5] Ba–Ssalamah A, Antunes C, Feier D, et al. Morphologic and molecular features of hepatocellular adenoma with gadoxetic acid–enhanced MR imaging [J]. Radiology, 2015, 277（1）: 104–113.

[6] Shanbhogue AK, Prasad SR, Takahashi N, et al. Recent advances in cytogenetics and molecular biology of adult hepatocellular tumors: implications for imaging and management [J]. Radiology, 2011, 258（3）: 673–693.

[7] McInnes MD, Hibbert RM, Inácio JR, et al. Focal nodular hyperplasia and hepatocellular adenoma: accuracy of gadoxetic acid–enhanced MR imaging—a systematic review [J]. Radiology, 2015, 277（2）: 413–423.

[8] Sun J, Wang S, Chen W, et al. Gd–EOB–DTPA–enhanced and diffusion–weighted magnetic resonance findings in hepatic epithelioid angiomyolipoma: a case report [J]. Oncol Lett, 2015, 10（2）: 1145–1148.

[9] Khanna M, Ramanathan S, Fasih N, et al. Current updates on the molecular genetics and magnetic resonance imaging of focal nodular hyperplasia and hepatocellular adenoma [J]. Insights Imaging, 2015, 6（3）: 347–362.

[10] 中华医学会放射学分会腹部学组. 肝胆特异性 MRI 对比剂钆塞酸二钠临床应用专家共识 [J], 中华放射学杂志, 2016, 50（9）: 641–646.

第6章　胆道疾病

第一节　胆道功能评估

一、概述

钆塞酸二钠（gadolinium ethoxybenzyl diethylenetriamine pentaacetic acid，Gd-EOB-DTPA）是一种肝细胞特异性磁共振对比剂。静脉注射 Gd-EOB-DTPA 后约50%的剂量被功能性肝细胞摄取，并通过胆道系统排出。由于这一特性，Gd-EOB-DTPA 可用于胆道功能的评估。

Gd-EOB-DTPA 增强 MR 胆道造影可以有效地评价胆道解剖，鉴别胆管和胆管外病变，评估胆道梗阻程度，发现胆管损伤（包括胆漏和狭窄），用于胆肠吻合术后评估，鉴别胆汁瘤及 Oddi 括约肌功能异常等。

对于胆道评估，临床应用较为广泛的无创影像学检查方法是磁共振胆胰管成像（magnetic resonance cholangiopancreatography，MRCP）技术，但狭窄时近端胆管扩张不明显的情况下，其评价胆道有无狭窄存在假阳性的可能，此外，胆道术后出现胆漏时，MRCP 技术很难对漏出的胆汁和术区积液进行鉴别。因此，胆道疾病的影像诊断，尤其是胆道术后出现胆道狭窄、胆汁漏的时候，Gd-EOB-DTPA 增强 MR 胆道造影可作为一种较为有效的选择，将会作为 MRCP 的一种重要补充。

Gd-EOB-DTPA 增强 MR 胆道造影应注意以下几点：Gd-EOB-DTPA 具有短 T_2 效应，会影响 MRCP 信号强度，因此 MRCP 检查要先于 Gd-EOB-DTPA 增强 MR 胆道造影。Gd-EOB-DTPA 与原有胆汁混合不良会导致假性充盈缺损，胆管内对比剂充盈良好需要足够的延迟时间，并且肝功能不能明显受损。Gd-EOB-DTPA 需要行多个平面的 MPR 重建分别显示胆道的不同部位。另外，Gd-EOB-DTPA 不能排泄至胰管内使其显影，是较 MRCP 不足之处。

二、影像特征与定义

1.胆道解剖及解剖变异

约 30% 的患者存在胆道解剖变异，是造成肝胆外科手术中胆管损伤的危险因素。MRCP 是一种非侵入性方法显示胆道解剖变异，如低位胆囊管、迷走肝右管。

较 T₂ 加权 MRCP，Gd-EOB-DTPA 增强 MR 胆道造影改善了胆道影像质量，能更好地显示胆道解剖结构，提高二级胆管显示（图 6-1）。因此，Gd-EOB-DTPA 增强 MR 胆道造影结合传统 T₂ 加权 MRCP，能更好地识别胆道解剖变异为手术提供指导。

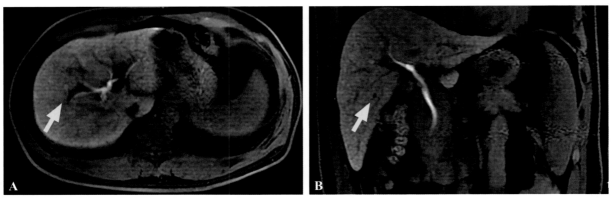

▲图 6-1　Gd-EOB-DTPA 肝胆期成像清晰显示胆道解剖结构（箭）
A.肝胆期轴位；B.肝胆期冠状位

2.胆管与胆管外占位的鉴别

MRCP 常通可以显示胆管的走行及轮廓，但不同于直接胆道造影，MRCP 很难鉴别胆管旁囊性占位与胆管管腔的关系。Gd-EOB-DTPA 增强 MR 胆道造影结合 T₂ 加权 MRCP 有助于鉴别胆管及胆管外占位性病变。注入 Gd-EOB-DTPA 20min 后，胆管腔对比剂显影，有利于诊断与胆管相通的囊性畸形，鉴别胆管病变与胆管外囊性占位，如假性囊肿、十二指肠憩室或不与胆管相通的十二指肠重复畸形等。

3. 胆道梗阻

引起胆道梗阻的原因很多，如结石、炎症、肿瘤、胆管外病变压迫等。除了根据病史、体征和实验室检查外，影像是重要的辅助检查，它能对阻塞的部位、原因做出判断。

MRCP 诊断是否存在胆道梗阻及梗阻的位置有很高的准确性，但不能有效的显示梗阻的程度。Gd–EOB–DTPA 增强 MR 胆道造影能提供胆汁动力学的可靠信息。虽然胆汁排泄受到许多因素的影响，包括胆道梗阻的程度，通过移行期（通常是注入 Gd–EOB–DTPA 30min 后）胆汁动力学可以将胆道梗阻的程度分为以下几类：①完全梗阻（胆管狭窄或梗阻处的远端及近端完全没有对比剂充填）；②几乎完全梗阻（对比剂仅充填狭窄或梗阻处的近端）；③部分梗阻（对比剂通过狭窄或梗阻处）。

4. 胆管损伤及胆肠吻合

胆管损伤是外科手术特别是腹腔镜下胆囊切除术最常见及最严重的并发症。Gd–EOB–DTPA 增强 MR 胆道造影，通过观察对比剂外漏检测活动性胆漏，同时可以显示胆漏的部位及胆道损伤的类型。注射对比剂 20min 后可获得肝胆期图像，采集时间从 20min 持续到 180min，文献显示 90min 时图像胆管显示最好，胆漏诊断率最高。

MRCP 结合 Gd–EOB–DTPA 增强 MR 胆道造影能全面了解胆肠吻合口状态，包括胆肠吻合口的位置、梗阻的原因、近端胆管情况及鉴别非梗阻性胆管扩张。

三、MRI 病例

1. 病例 1

患者，男性，40 岁。超声提示胰头区囊性占位，1 个月前诊断胰腺炎（图 6–2）。

2. 病例 2

患者，女性，68 岁。发现肝门区胆管占位 1 个月入院（图 6–3）。

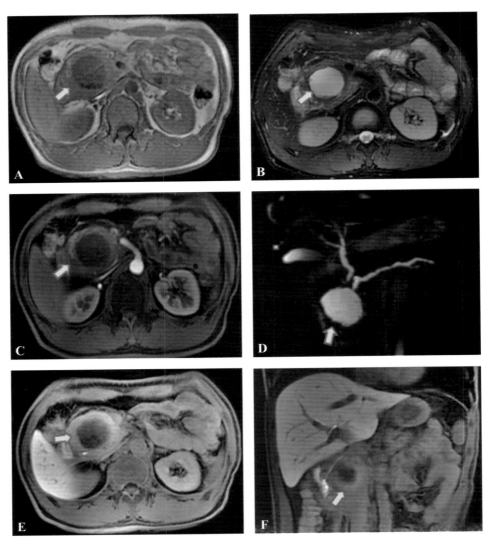

▲ 图 6-2　胰头区囊性病变，**MRCP** 显示胆管、胰管扩张及囊性病变，但不能明确三者关系，**Gd-EOB-DTPA** 肝胆期病变内没有对比剂显影，证明病变与胆管不相通，术后病理证实胰腺假囊肿

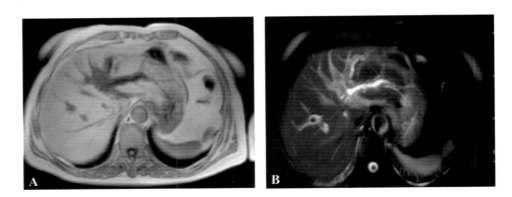

▲ 图 6-3　**MRI** 平扫及增强图像显示梗阻性胆道扩张，肝门区胆管病变累及肝总管和肝左、右管，**Gd-EOB-DTPA** 增强 **MRI** 肝胆期图像显示肝左叶胆管对比剂代谢延迟（箭），肝左叶低摄取提示肝细胞功能受损，肝右叶胆管及肝外胆管可见对比剂显影，提示肝左叶胆管受累程度较肝右叶胆管重

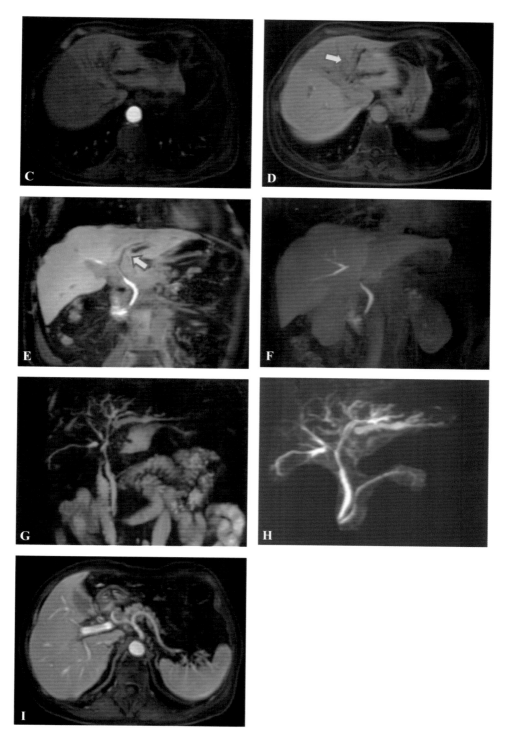

▲ 图 6-3 （续）MRI 平扫及增强图像显示梗阻性胆道扩张，肝门区胆管病变累及肝总管及左右肝管，
Gd-EOB-DTPA 增强 **MRI** 肝胆期图像显示肝左叶胆管对比剂代谢延迟（箭），肝左叶低摄取提示肝
细胞功能受损，肝右叶胆管及肝外胆管可见对比剂显影，提示肝左叶胆管受累程度较肝右叶胆管重

四、影像表现评述与建议

Gd-EOB-DTPA 高胆管排泄率，使其在胆道系统疾病的诊断中具有明显的优势。Gd-EOB-DTPA 增强 MR 胆道造影较 MRCP 能更好地显示和评价胆道解剖，鉴别胆管与胆管外囊性占位，并能够提供可靠的胆汁流动力学信息，有利于对胆管梗阻程度进行分级及胆漏的显示，与 MRCP 相结合，可实现优势互补，提高胆道疾病诊断率。

（张惠茅　张　磊　丁胜楠）

第二节　胆道与肝脏血管系统术前评估

一、概述

肝脏或胆道手术前需要对肝脏血管系统及胆道的解剖，以及与病变的关系和受累范围进行详细、准确地评估，从而辅助手术方案的准确制订。常见的评估对象主要包括活体肝移植供体、肝移植受体、肝脏肿瘤患者、胆道肿瘤患者等。对于肝脏和胆道疾病者，除了术前评估制订手术方案外，术后若出现并发症，如血管或胆道狭窄、胆漏等，也需仔细评估，寻找并发症的位置及原因。

Gd-EOB-DTPA 同时具备细胞内对比剂和细胞外对比剂的特性，进行肝脏增强扫描时，对比剂首先到达肝脏血管系统，肝动脉、门静脉和肝静脉依次显影，随后约50% 被肝细胞摄取通过胆道排泄，在肝胆期获取胆道图像，因此可同时用于胆道和肝脏血管系统评估。

活体肝移植供体术前评估主要为肝脏的血管及胆道系统解剖评估，确定解剖分型。肝动脉变异种类较多，大多数变异都不是手术禁忌证，但可能会影响手术方式。门静脉变异相对少见，但一旦出现会增加手术操作的难度和术后并发症的发生率，且部分变异类型是肝移植手术的相对和绝对禁忌证。肝静脉变异主要观察有无共干、有无肝右后下静脉及其位置和直径，与手术难度密切相关。此外，肝脏切面肝静脉属支的数目、直径和汇入部距离下腔静脉的距离也需详细记录，利于术中采用个性化方案，避免术后移植物淤血或静脉并发症的发生。胆道系统变异发生率高，会直接影响移植术中胆道吻合方式和重建数目。

肝移植受体及肝脏肿瘤患者术前及术后评估主要为观察血管本身有无病变、肿瘤与血管的关系（侵犯或包绕）、肿瘤的供血动脉。胆道病变评估主要为观察病变的类型及范围。

二、影像特征与定义

肝动脉显影时间从注射对比剂后 20～25s 开始。由于肝动脉主干及分支均较细小，当需要重点观察肝动脉细节情况时，为了避免门静脉显影的干扰，需要获取动脉早期的图像。目前，动脉期图像采集方法包括经验时间法、团注追踪法和小剂量预试验法。经验时间法由于个体循环差异，不推荐使用。团注追踪法需要根据机器启动扫描的时间差和图像 K 空间填充时长准确预估启动扫描时间点。小剂量测试法可以个体化获取肝动脉峰值成像时间，相对比较准确，但扫描过程较复杂。Gd-EOB-DTPA 的注射剂量少，且注射后会被肝脏摄取，为了不影响后续增强扫描图像，可采用 1ml 用于预注射即可。

门静脉和肝静脉的显影时间分别为注射对比剂后 50～60s 和 65～75s。由于门静脉及肝静脉均较粗，且成像时间窗较长，比较容易观察，采用经验时间法扫描即可。此外，肝胆期 Gd-EOB-DTPA 被肝细胞摄入，肝实质呈高信号，肝内门静脉及肝静脉分支此时均呈低信号，形成阴性对比，辅助门静脉和肝静脉的评估（图 6-4）。

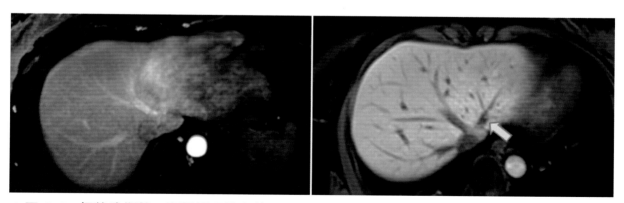

▲ 图 6-4　门静脉期第二肝门层面横段位最大密度投影肝左静脉显示不清。肝胆期肝实质呈高信号，肝内静脉呈低信号，斜横断位重建可清晰显示肝左静脉根部及分支情况（箭）

胆道显影时间与患者的肝功能密切相关，肝功能越好，肝脏摄取 Gd-EOB-DTPA 的量越多，胆道显影效果越佳。正常人，通常在注射 Gd-EOB-DTPA 后 30～40min 肝左、右管及肝总管、胆总管的显影最佳，但注射对比剂后 10min 可满足大部分患者胆道解剖分型的观察，注射后 20min 所有人均可满足解剖分型观察（图 6-5）。肝硬化患者由于肝脏摄取 Gd-EOB-DTPA 的能力下降，且随着肝硬化程度的加重而进展，其胆道的信号强度会减低，显影时间延长，对于此类患者，需要延长肝胆期扫描时间。此外，由于 Gd-EOB-DTPA 与胆红素在肝细胞表面的转运载体相同，对于高胆红素血症患者，会拮抗肝细胞对 Gd-EOB-DTPA 的摄取，此类患者不适合进行此类检查。

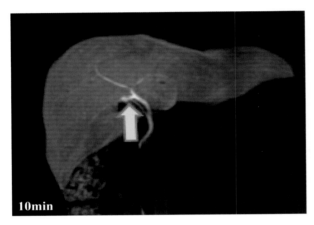
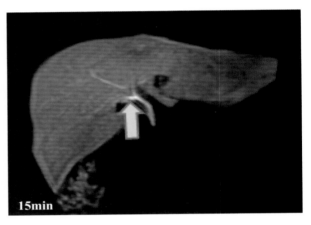
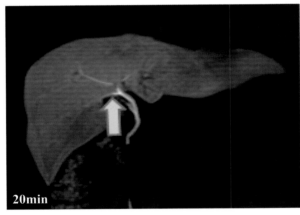

▲图 6-5 Gd-EOB-DTPA 注射后 10min、15min 和 20min 冠状位最大密度投影图像显示肝内胆管解剖Ⅲ型：右后支起自肝总管（箭）。延迟 10min 图像可满足解剖显示需求，随着时间延长，各分支显示逐渐清晰

注射 Gd-EOB-DTPA 后，部分患者会出现一过性呼吸困难，主要影响动脉期图像质量，从而影响肝动脉的观察，尤其是需要观察肝动脉分支情况时。为了改善图像质量，可进行多动脉期扫描，且尽可能缩短每一期的成像时间。因此，当主要观察肝动脉解剖细节及病变时，不推荐首选该检查。对于门静脉、肝静脉和胆管的显示，图像质量完全满足诊断需求，可以采用该方法，尤其是胆道病变，可以补充常规 MRCP 的不足。

三、MRI 病例

1. 病例 1

患者，女性，29 岁。活体肝移植供体术前评估（图 6-6）。

2. 病例 2

患者，男性，64 岁。乙肝病史 5 年，发现肝占位 1 周（图 6-7）。

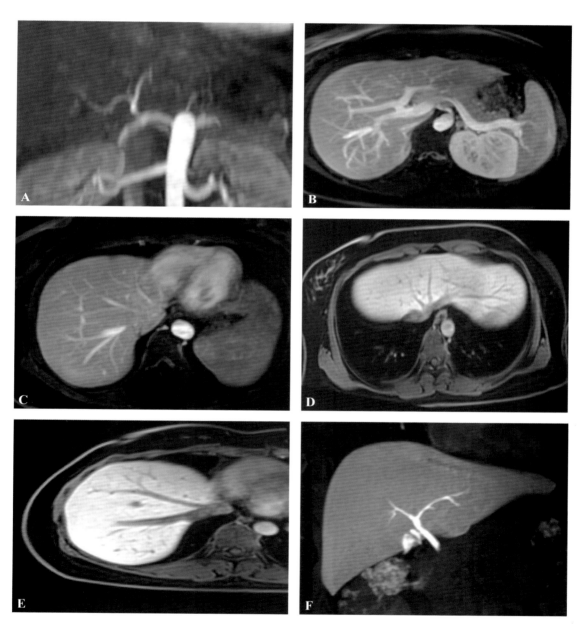

▲ 图 6-6　**Gd-EOB-DTPA** 活体肝移植供体术前一站式评估，同时显示肝动脉、门静脉、肝静脉及胆管解剖细节

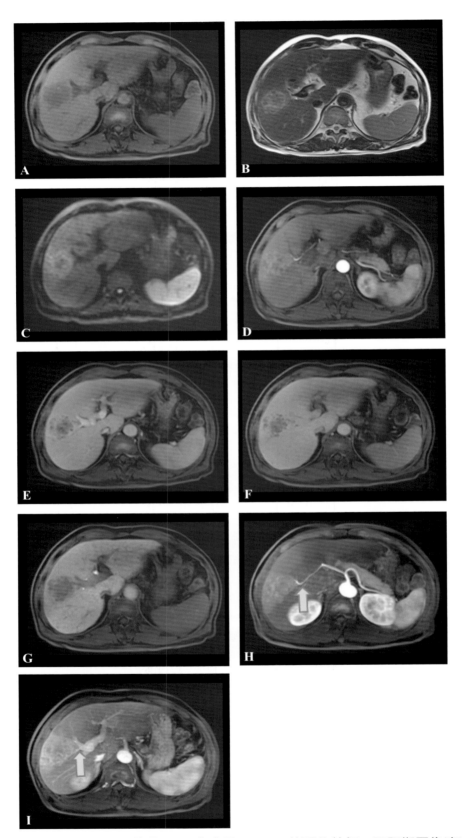

▲ 图 6-7　Gd-EOB-DTPA 增强 MRI 准确显示 HCC 的强化特征，肝胆期图像清晰显示病灶真实边界，同时可显示病灶的供血动脉及对门静脉的侵犯情况（箭）

四、影像表现评述与建议

Gd-EOB-DTPA 增强 MRI 可同时显示肝内病变、血管及胆道情况。肝动脉分支比较细小，由于动脉期图像有出现伪影的可能，不建议专门用于肝动脉观察。门静脉及肝静脉较粗，且显影时间较长，图像完全可以满足诊断需求。MRCP 图像质量易受患者呼吸影响，且腹腔内或肠管内液体会对图像形成干扰，Gd-EOB-DTPA 胆道成像可补充常规 MRCP 的不足。

（沈 文 谢双双）

第三节 胆管疾病

胆管内乳头状肿瘤

（一）概述

胆管内乳头状肿瘤（intraductal papillary neoplasm of the bile duct，IPNB）起源于胆管上皮细胞，主要在胆管内生长，镜下可见具有纤维血管轴心的乳头状肿瘤，缺乏卵巢样基质。根据是否分泌黏液，将 IPNB 分为分泌黏液的 IPNB 和不分泌黏液的 IPNB，其中分泌黏液的 IPNB，又称胆管内乳头状黏液性肿瘤（intraductal papillary mucinous neoplasm of the bile duct，IPMN-B）。IPMN-B 在临床表现、组织形态学、免疫组化和生物学行为上与胰腺导管内乳头状黏液性肿瘤（intraductal papillary mucinous neoplasm of the pancreas，IPMN-P）类似。按肿瘤分化程度，IPNB 包括乳头状腺瘤伴轻、中、重度不典型增生、乳头状腺癌，常为腺瘤及腺癌共存，晚期侵犯周围肝实质。胆管内乳头状肿瘤是胆管癌的前期病变，但预后明显好于胆管癌。

病因：胆管内乳头状肿瘤的发生可能与胆汁代谢异常有关，约 50% 的患者有胆道结石的病史。

临床表现：胆管内乳头状肿瘤缺乏特征性的临床表现。可表现为黄疸（继发于胆道梗阻）、腹痛和发热（继发于胆管炎），也可无症状。实验室检查可表现为总胆红素和 CA19-9 升高（继发于胆道梗阻）、癌胚抗原升高（多提示腺癌的存在）。

胆管内乳头状肿瘤可为单发或多发，甚至沿胆管壁在弥漫分布，肿瘤血供较丰富，较少侵及血管。常常合并胆管扩张，包括上游胆管、下游胆管、非肿瘤所在肝段胆管的扩张。胆管扩张可呈动脉瘤样局限性扩张，也可呈广泛扩张。

目前多种影像学方法均可诊断和检出胆管内乳头状肿瘤，与增强 CT、超声造影、细胞外对比剂增强 MR 等方法相比，Gd-EOB-DTPA 增强 MR 能显示胆管内乳头状肿瘤的侵犯范围，并在一定程度上提示胆管内黏液的存在。

（二）影像特征与定义

依据胆管内乳头状肿瘤的大体病理表现，可将其分为 7 个类型：Ⅰ 型，上游胆管扩张型；Ⅱ 型，典型类型；Ⅲ 型，匍匐生长型；Ⅳ 型，无肿瘤可见型；Ⅴ 型，肝内囊性型；Ⅵ 型，肝外囊性型；Ⅶ 型，明显浸润型。其中 Ⅰ 型主要为不分泌黏液的 IPNB，其余 6 个类型主要为分泌黏液的 IPNB。该分型由我国学者应世红和肖文波总结提出，可称为胆管内乳头状肿瘤应肖分型（图 6-8）。

Ⅰ 型，上游胆管扩张型：肿瘤位于胆管内，其上游胆管扩张，其下游胆管不扩张。

Ⅱ 型，典型类型：肿瘤位于胆管内，常多发散在或成簇状分布，可呈乳头状、菜

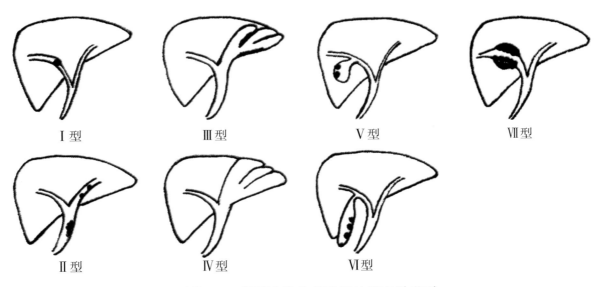

| Ⅰ 型 | Ⅲ 型 | Ⅴ 型 | Ⅶ 型 |
| Ⅱ 型 | Ⅳ 型 | Ⅵ 型 | |

▲ 图 6-8　胆管内乳头状肿瘤的形态学类型

花状或水蛭状；其上游及下游胆管均扩张，非肿瘤所在节段胆管也可扩张。

Ⅲ型，匍匐生长型：胆管明显扩张，肿瘤沿胆管壁匍匐生长，不表现为结节状。

Ⅳ型，无肿瘤可见型：仅表现为胆管明显扩张，影像学无明确肿瘤可见。

Ⅴ型，肝内囊性型：位于肝内的囊性灶，其与胆管相通，内可见单发或多发瘤灶。

Ⅵ型，肝外囊性型：位于肝外的囊性灶，其与胆管相通，内可见单发或多发瘤灶。

Ⅶ型，明显浸润型：表现为病灶所在节段胆管扩张，肿瘤除突向胆管腔内生长外还侵犯至胆管外。

MR 表现：肿瘤呈软组织信号，相对富血供，通常瘤体强化明显。但因部分瘤体较小，受容积效应影响，可表现为低强化。DWI 序列上瘤体因水分子扩散受限呈高信号。

由于 IPNB 不具有正常功能的肝细胞或所需的转运蛋白，因此不能正常摄取 Gd-EOB-DTPA，在增强扫描肝胆期常表现为低信号，而正常肝细胞组织因摄取对比剂呈高信号，此时对比度最高，有利于显示 IPNB 的瘤体边界。

（三）MRI/CT 病例

1. 病例 1：Ⅰ型（上游胆管扩张型）

患者，男性，53 岁。不伴黏液分泌的 IPNB（图 6-9）。

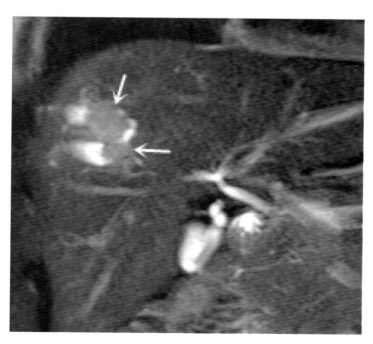

▲ 图 6-9　**MRI T$_2$WI** 示右肝内胆管内肿瘤（白箭），上游胆管明显扩张，下游胆管及左肝内胆管未见扩张

2. *病例 2：Ⅱ型（典型类型）*

患者，女性，80 岁。胆管内乳头状黏液性肿瘤（图 6-10）。

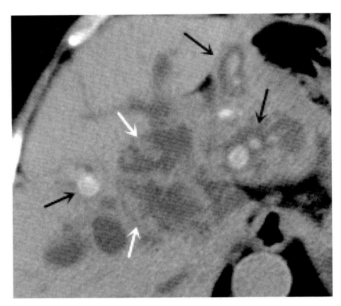

▲图 6-10　CT 平扫显示左右肝内胆管明显，其内多发高密度结石（黑箭）及乳头状肿瘤（白箭），伴左肝萎缩

3. *病例 3：Ⅱ型（典型类型）*

患者，女性，75 岁。胆管内乳头状黏液性肿瘤（图 6-11）。

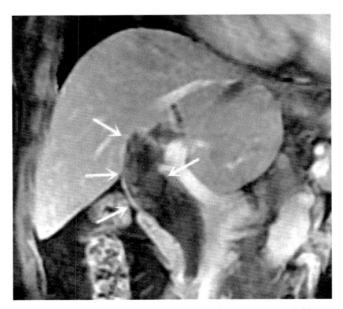

▲图 6-11　Gd-EOB-DTPA 增强 MRI 移行期冠状面图像，显示胆总管明显扩张，乳头状（或菜花状）肿瘤（箭）沿胆管壁铸型分布

4. 病例 4：Ⅱ型（典型类型）

患者，女性，60 岁。胆管内乳头状黏液性肿瘤（图 6-12）。

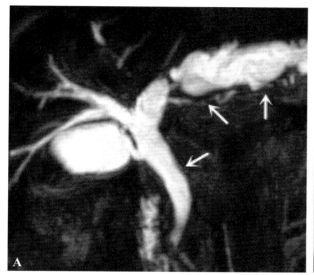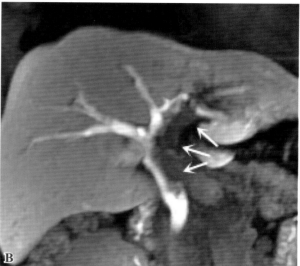

▲ 图 6-12　**A. MRCP** 显示左肝内胆管和胆总管明显扩张（箭）；**B. Gd-EOB-DTPA** 增强 **MRI** 肝胆期图像显示左肝内胆管及胆总管内黏液导致的充盈缺损（箭）。注意，术后病理显示左肝内胆管及胆总管大量黏液，肿瘤显示肿瘤位于左肝内胆管，呈乳头状、水蛭样

5. 病例 5：Ⅲ型（匍匐生长型）

患者，男性，80 岁。胆管内乳头状黏液性肿瘤（图 6-13）。

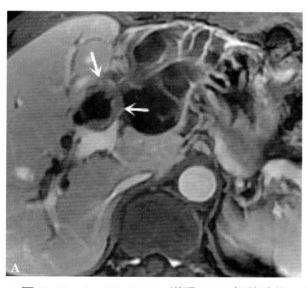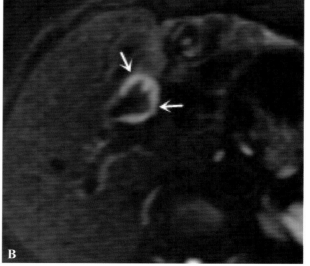

▲ 图 6-13　**A. Gd-DTPA** 增强 **MRI** 门静脉期，显示左肝萎缩，左肝内胆管明显扩张，沿胆管壁匍匐生长的肿瘤（箭）；**B. DWI** 显示肿瘤为高信号（箭）

6. 病例 6：Ⅳ型（无肿瘤可见型）

患者，女性，61 岁。胆管内乳头状黏液性肿瘤（图 6-14）。

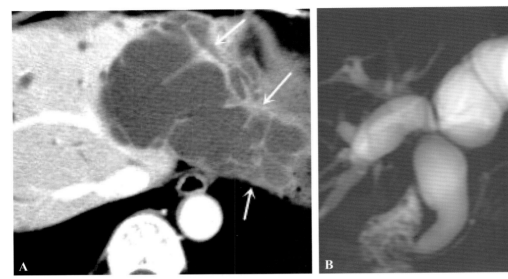

▲ 图 6-14　**A.** 增强 **CT** 门静脉期，显示左肝萎缩，左肝内胆管明显扩张（箭），但未见肿瘤；**B.** **MRCP** 显示左右肝内胆管和胆总管明显扩张，胰管无扩张

7. 病例 7：Ⅴ型（肝内囊性型）

患者，女性，61 岁。胆管内乳头状黏液性肿瘤（图 6-15）。

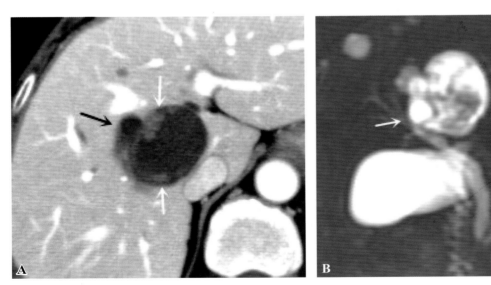

▲ 图 6-15　**A.** 增强 **CT** 门静脉期，显示右肝囊性病灶，其内多发乳头状肿瘤（白箭），囊性灶与胆管相通（黑箭）；**B. MRCP** 显示囊性灶与右肝内胆管相通（白箭）

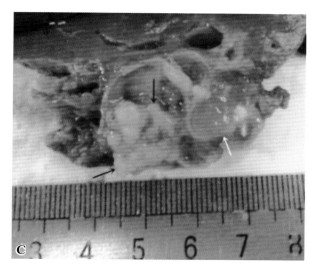

▲图 6-15 （续）C. 大体标本显示囊性灶内乳头状肿瘤（黑箭）与黏液（白箭）

8. 病例：Ⅵ型（肝外囊性型）

患者，女性，71 岁。胆管内乳头状黏液性肿瘤（图 6-16）。

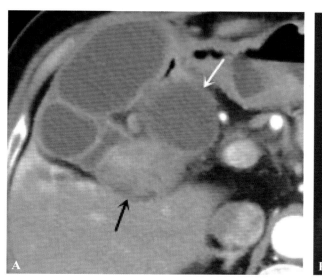
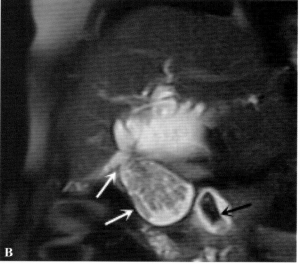

▲图 6-16 A. 增强 CT 门静脉期，显示肝门部囊性病灶，其内多发乳头状肿瘤（黑箭），胆总管扩张（白箭）；B. MRI 冠状面 T₂WI 图像显示胆总管内结石（黑箭），肝门部囊性灶与右肝内胆管相通（白箭）

9. 病例 9：Ⅶ型（明显浸润型）

患者，女性，57 岁。胆管内乳头状黏液性肿瘤。患者 8 年前有右肝外伤病史（图6-17）。

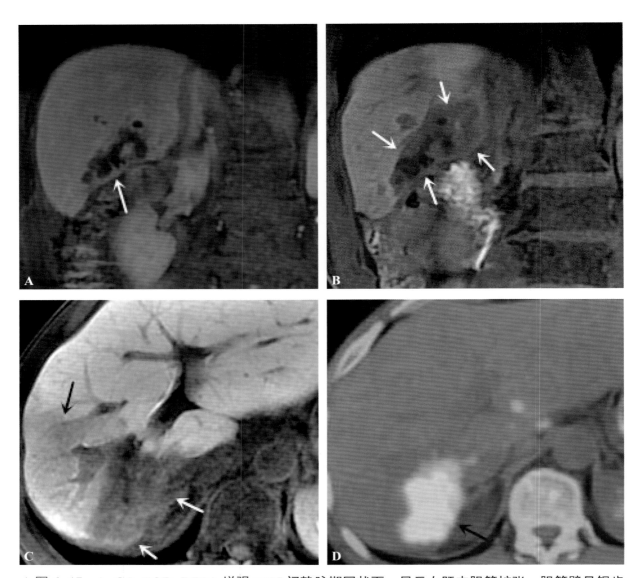

▲ 图 6-17　**A. Gd-EOB-DTPA** 增强 **MRI** 门静脉期冠状面，显示右肝内胆管扩张，胆管壁呈锯齿状，但不能判断肿瘤是否侵及胆管外（白箭）；**B. Gd-EOB-DTPA** 增强 **MRI** 肝胆期冠状面图像显示右肝后段明显低信号的肿块，肿瘤边界清晰（白箭）；**C. Gd-EOB-DTPA** 增强 **MRI** 肝胆期横断面图示显示右肝后段明显低信号的肿瘤（白箭），右肝前段稍低信号的炎症区域（黑箭），以及正常信号的左肝；**D. PET-CT** 显示右肝后段 **¹⁸F-FDG** 高代谢的肿块（黑箭）

10. 病例 10：Ⅵ型（肝外囊性型）合并Ⅶ型（明显浸润型）

患者，女性，65 岁。胆管内乳头状黏液性肿瘤（图 6-18）。

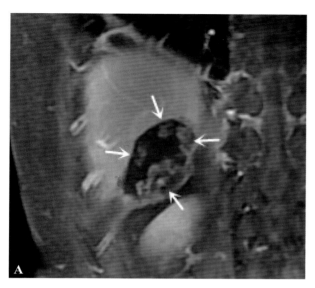 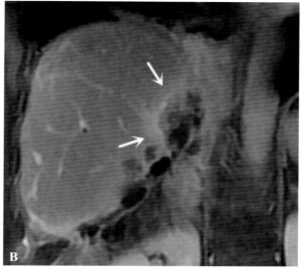

▲ 图 6-18　**A. Gd-DTPA** 增强门静脉期冠状面肝实质外的囊性灶，其内多发乳头状、菜花状肿瘤（箭）；**B. Gd-DTPA** 增强门静脉期冠状面显示下游胆管肿瘤侵犯周围肝实质（箭）

（四）影像表现评述与建议

胆管内乳头状肿瘤可以分为 7 个类型，不同的类型表现有差异，并需要与其他疾病鉴别。Gd-EOB-DTPA 增强 MRI 有助于显示胆管内黏液，从而诊断伴黏液分泌的 IPNB；还可显示 IPNB 的侵犯范围，从而指导治疗。

（陈　峰　肖文波　应世红）

参 考 文 献

[1] Lee NK，Kim S，Lee JW，et al. Biliary MR imaging with Gd-EOB-DTPA and its clinical applications [J]. Radiographics，2009，29（6）：1707-1724.

[2] Cai L，Yeh BM，Westphalen AC，et al. 3D T_2-weighted and Gd-EOB-DTPA-enhanced 3D T_1-weighted MR cholangiography for evaluation of biliary anatomy in living liver donors [J]. Abdominal Radiology，2017，42（3）：842-850.

[3] Yon-Cheong Wong，Li-JenWang，Cheng-HsienWu，et al. Detection and characterization of traumatic bile leaks using Gd-EOB-DTPA enhanced magnetic resonance cholangiography [J]. Scientific Reports，2018.

[4] Kul M，Erden A，Düsünceli Atman E. Diagnostic value of Gd–EOB–DTPA–enhanced MR cholangiography in non–invasive detection of postoperative bile leakage [J]. British Journal of Radiology，2017，90（1072）：20160847.

[5] Lee MS，Lee JY，Kim SH，et al. Gadoxetic acid disodium–enhanced magnetic resonance imaging for biliary and vascular evaluations in preoperative living liver donors：comparison with gadobenate dimeglumine–enhanced MRI [J]. J Magn Reson Imaging，2011，33（1）：149–159.

[6] Xie S，Liu C，Yu Z，et al. One–stop–shop preoperative evaluation for living liver donors with gadoxetic acid disodium–enhanced magnetic resonance imaging：efficiency and additional benefit. Clin Transplant [J]，2015，29（12）：1164–1172.

[7] Ogul H，Kantarci M，Pirimoglu B，et al. The efficiency of Gd–EOB–DTPA–enhanced magnetic resonance cholangiography in living donor liver transplantation：a preliminary study [J]. Clin Transplant，2014，28（3）：354–360.

[8] Boraschi P，Donati F. Biliary–enteric anastomoses：spectrum of findings on Gd–EOB–DTPA–enhanced MR cholangiography [J]. Abdom Imaging，2013，38（6）：1351–1359.

[9] Kantarcı M，Pirimoglu B，Karabulut N，et al. Non–invasive detection of biliary leaks using Gd–EOB–DTPA–enhanced MR cholangiography：comparison with T_2–weighted MR cholangiography [J]. Eur Radiol，2013，23（10）：2713–2722.

[10] Nakanuma Y，Curado MP，Franceschi S，et al. Intrahepatic cholangiocarcinoma/Bosman FT，Carneiro F，Hruban RH，Theise ND. WHO classification of tumours of the digestive system，4th ed [M]. Lyon:IARC，World Health Organization，2010：223–224.

[11] Nakanuma Y. A novel approach to biliary tract pathology based on similarities to pancreatic counterparts：is the biliary tract an incomplete pancreas? [J] Pathol Int，2010，60：419–429.

[12] Ying S，Ying M，Liang W，et al. Morphological classification of intraductal papillary neoplasm of the bile duct [J]. Eur Radiol，2018，28：1568–1578.

[13] Ying SH，Teng XD，Wang ZM，et al. Gd–EOB–DTPA–enhanced magnetic resonance imaging for bile duct intraductal papillary mucinous neoplasms [J]. World J Gastroenterol，2015，21：7824–7833.

[14] 应世红，赵艺蕾，滕晓东，等 . 胆管导管内乳头状黏液性肿瘤的影像表现和形态分型 [J]. 中华放射学杂志，2015，49（1）：42–46.

第 7 章　其他肝脏疾病

第一节　肝内胆管细胞癌

一、概述

肝内胆管细胞癌（intrahepatic cholangiocarcinoma，ICC）起源于肝内胆管上皮细胞，是原发性肝癌的一种。其发病率仅次于肝细胞癌，约占原发性肝癌的 10%。依其起源部位，肝内胆管细胞癌又分为周围型胆管细胞癌（peripheral cholangiocarcinoma）及肝门型胆管细胞癌（hilar cholangiocarcinoma）。周围型肝内胆管细胞癌是指发生在包括二级胆管在内的末梢侧肝内小胆管的上皮性肿瘤。肝门型胆管细胞癌起源于左右肝管和肝总管分叉处。由于肝门型胆管细胞癌和肝外胆管细胞癌临床病理特征极为相似，本节肝内胆管细胞癌特指周围型胆管细胞癌。

临床表现：男女性别无明显差异，常见于老年人，平均发病年龄为 50 岁。常见的危险因素有胆石症、硬化性胆管炎、血吸虫感染、先天性胆管囊肿等。临床上早期可无症状，随病情进展，患者可出现右上腹疼痛、消瘦、乏力等，部分可触及包块。如出现胆道梗阻，可出现皮肤及巩膜黄染。肿瘤标志物 CA19-9 血清水平升高可协助诊断，但值得注意的是，细菌性胆管炎或胆总管结石等良性疾病患者中也可出现 CA19-9 水平升高。

磁共振检查技术因其组织分辨率高、多参数、多方位成像的优点，在评价肝内胆管细胞癌方面有独特的优势，它可提供关于肝实质和胆系解剖、肿瘤的位置和大小、胆系和血管受累程度、有无淋巴结肿大、有无肝内转移及邻近器官受侵等多种信息。Gd-EOB-DTPA 增强 MRI 联合其他序列（包括脂肪抑制 T_2WI 和 DWI 等）能提高肝内胆管细胞癌诊断的准确性。

二、典型周围型肝内胆管细胞癌

（一）影像特征与定义

周围型肝内胆管细胞癌因肿瘤大小、发生部位、生长方式及肿瘤内成分不同，MR 表现不同，本节重点讨论典型周围型肝内胆管细胞癌的 MRI 影像表现。

周围型肝内胆管细胞癌常呈类圆形或不规则、分叶状肿块，多位于肝外周带或肝包膜下，肿瘤无明显包膜，边界不清，邻近肝包膜往往受肿瘤内纤维组织牵拉皱缩，伴肝内转移时肿瘤周围可见小的卫星灶。平扫肿瘤信号一般不均匀，在 T_1WI 序列上多呈低信号，坏死及黏液聚集区信号更低，在 T_2WI 序列上多呈稍高信号，坏死及黏液聚集区信号更高，部分肿瘤内由纤维组织形成的中心瘢痕在 T_1WI 和 T_2WI 序列上均呈低信号。DWI 序列上肝内胆管细胞癌因水分子扩散受限呈高信号；部分肿瘤在 DWI 上可表现为中央低信号，周围环形高信号的"靶征"，这可能与肿瘤中央纤维化有关。肿瘤邻近胆管可见扩张，扩张的胆管 T_1WI 上呈低信号，如胆管内有胆固醇沉着或胆管内蛋白含量较高时则呈高信号；扩张的胆管在 T_2WI 上呈高信号。

周围型肝内胆管细胞癌多为乏血供，但小的肿瘤可表现为富血供。增强扫描动脉期肿瘤往往呈轻度至中度周边不规则环形强化，随着时间的延长而渐进性、向心性强化，但肿瘤中央若为瘢痕组织或坏死时，肿瘤中央可始终无强化，呈"靶样"强化。

由于周围型肝内胆管细胞癌起源于胆管上皮，不具有正常功能的肝细胞或所需的转运蛋白，因此不能正常摄取 Gd-EOB-DTPA，在增强扫描肝胆期常表现为均匀或不均匀低信号。但当肿瘤中央含有大量的纤维化成分时，在肝胆期上肿瘤中央可呈高信号，边缘呈环状低信号，这种现象称为"靶征"，是由于 Gd-EOB-DTPA 在肿瘤中央组织间隙内长期存留，与含有丰富细胞成分和血管的肿瘤边缘环形低信号形成对比所致。

（二）MRI 病例

病例

患者，男性，55 岁。无乙肝病史，实验室检查 AFP（-），CA12-5（-），CA19-9=110.99 U/ml（↑），肝 S_5/S_6 段实性肿块，手术切除后病理确诊为中 - 低分化肝内胆管细胞癌（图 7-1）。

（三）影像表现评述与建议

典型周围型肝内胆管细胞癌信号一般不均匀，信号强度因肿瘤内纤维化、坏死及黏液成分的不同而异；DWI 扩散受限，部分亦可表现为中央低信号周围环形高信号的"靶征"；动态增强扫描肿瘤呈动脉期边缘性高强化，门静脉期及移行期呈边缘性低强化，中心呈渐进性、延迟性强化，典型呈"靶样"强化。肝胆期肿瘤呈均匀或不均匀低信号，部分亦可表现为中央高信号边缘环状低信号的"靶征"。

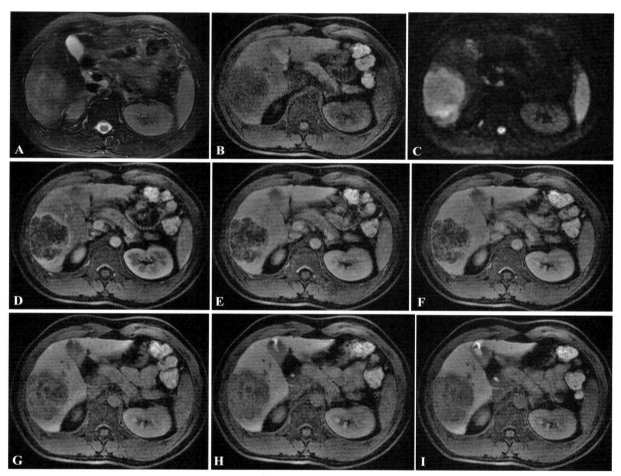

▲图 7-1 Gd-EOB-DTPA MR 检查，肝 S_5/S_6 段类圆形肿块。FS-T₂WI 序列上呈混杂稍高信号，FS-T₁WI 序列上呈不均匀稍低信号，DWI（b=800s/mm²）序列上呈中央低信号周围环形高信号的"靶征"，增强扫描动脉期肿瘤边缘轻度环形高强化，门静脉期及移行期边缘呈等低强化，肿瘤中心呈不均匀渐进性、延迟性强化，10min、15min 及 20min 肝胆期肿瘤呈边缘不均匀低信号，中心呈不均匀略高信号，呈不典型"靶征"

A. FS-T₂WI；B. FS-T₁WI；C. DWI（b=800s/mm²）；D. 动脉期；E. 门静脉期；F. 移行期；G. 肝胆期（10min）；H. 肝胆期（15min）；I. 肝胆期（20min）

三、不典型周围型肝内胆管细胞癌

（一）影像特征与定义

不典型周围型肝内胆管细胞癌表现为富血供肿块，多发生于慢性肝病、肝硬化患者，影像表现与肝细胞癌类似，易导致误诊。肿瘤通常体积较小，分化良好，瘤体中央部分纤维间质较多，纤维间质内血管丰富，中央坏死少见。本章节重点讨论不典型周围型肝内胆管细胞癌的 MRI 影像表现。

不典型周围型肝内胆管细胞癌多为边界尚清晰的均质肿块。在 T_1WI 序列上多表现为均匀的低至等信号。在 T_2WI 序列多呈高信号，信号可均匀或不均匀。DWI 序列上肿瘤因水分子扩散受限呈高信号，部分肿瘤外周部分瘤细胞密集，中央部分纤维间质较多，可出现"靶征"改变。肿瘤内出血或肿瘤内脂肪很少见。当肿瘤位于周边，可出现邻近包膜凹陷，常伴有肿瘤周围胆管扩张。

大多数不典型周围型肝内胆管细胞癌为富血供肿瘤，在增强动脉期多呈快速、均匀强化，门静脉期或移行期可见廓清。部分肿瘤因富含纤维间质，对比剂在纤维间质与血管之间弥散、清除较慢，可出现延迟强化。

此类肿瘤不含功能正常的肝细胞或 OATP 转运蛋白，不能正常摄取 Gd-EOB-DTPA，在增强扫描肝胆期常表现为均匀或不均匀低信号，而肝实质明显则强化，形成明显对比，可辅助诊断不典型周围型肝内胆管细胞癌。此外，很多不典型周围型肝内胆管癌可在肝胆期表现出"EOB 云"征象，其中央区域为云状高信号，边缘区域为低信号（类似缺损）。有研究表明，"EOB 云"与中央区域的纤维间质相关。

（二）MRI 病例

1. 病例 1

患者，男性，46 岁。"乙肝"病史 10 余年，1 周前体检发现肝占位，实验室检查 AFP 为 6.47ng/ml（–），CA19-9 为 9.98U/ml（–），手术切除后病理确诊为中分化肝内胆管细胞癌（图 7-2）。

（三）影像表现评述与建议

此类不典型影像表现多见于富血供周围型肝内胆管细胞癌，其体积通常较小，多

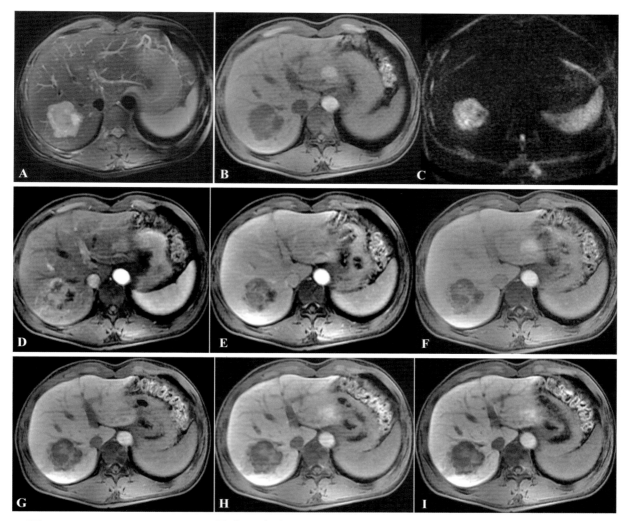

▲ 图 7-2　**Gd-EOB-DTPA MR** 检查：病灶位于肝 S_6/S_7 段，边缘不规则，轻度分叶，**FS-T₂WI** 上呈混杂稍高信号，**DWI**（b=800s/mm²）上呈高信号，在 **FS-T₁WI** 上呈不均匀等低信号，动脉期呈明显不均匀强化，门静脉期显示廓清，移行期及 **10min**、**15min** 及 **20min** 肝胆期表现出"EOB 云"征象，边缘区域为低信号

A. FS-T₂WI；B. FS-T₁WI；C. DWI（b=800s/mm²）；D. 动脉期；E. 门静脉期；F. 移行期；G. 肝胆期（10min）；H. 肝胆期（15min）；I. 肝胆期（20min）

发于慢性肝病、肝硬化患者，影像表现与肝细胞癌相似，可出现动脉期强化，门静脉期或移行期廓清，肝胆期低信号，易误诊为肝细胞癌。当肿瘤出现"EOB 云"、周围胆管扩张、邻近包膜凹陷等征象时，需考虑肝内胆管细胞癌的可能性。结合肿瘤标志物，如 CA19-9、癌胚抗原等，有助于鉴别诊断。

（王　劲　曹素娥　王梅云　文泽军）

第二节　肝血管平滑肌脂肪瘤

一、概述

血管平滑肌脂肪瘤（angiomyolipoma，AML）属于一组被称为 PEComa 的血管周上皮样细胞肿瘤。常见于肾脏，其次见于肝脏。AML 有两种主要的组织学类型：①经典型 AML（classic AML，CAML），由 3 种组织成分（厚壁血管、平滑肌细胞和脂肪细胞）按照不同的异质性混合而成。根据其成分比例不同分为 4 型，即脂肪瘤型（脂肪含量＞70%）、肌瘤型（脂肪含量＜10%）、血管瘤型、混合型。多为散发，预后良好。②上皮样型 AML（epithelioid AML，EAML），部分或全部由上皮样细胞组成，含少量甚至完全不含脂肪细胞，具有侵袭性生长，并局部复发和远处转移的恶性倾向，合并结节性硬化症（TSC）和肾 AML 更为常见。

肝脏 AML 是一种富血供、无包膜的间叶性肿瘤，易发生于无肝硬化高危因素的女性患者，通常单发。多数患者无症状，肿块较大、破裂出血时可出现腹部不适，不伴血清学异常。肝 AML 特征性影像学表现是在同一病变同时出现脂肪和明显的血管分布，是一种异质性非常强的肿瘤，与其他局灶性肝病变在影像学上的区别仍然是一个挑战，因为其他类型的肿瘤，如脂肪瘤、髓脂肪瘤、肝细胞癌（HCC）、肝腺瘤（HCA）、转移瘤也含有脂肪，而少脂肪的 EAML 表现出与 HCC 相似的增强模式，容易误诊，此外，发生自发性破裂出血的病例还需要与肝腺瘤鉴别。PET/CT 的作用也有限，不同类型 AML ^{18}F-FDG 摄取可能不同，而同一类型、同时性多发 EAML ^{18}F-FDG 摄取也可以不同，同时由于缺乏具体的临床表现和可靠的实验室检查证据，部分肝脏 AML 术前很难诊断，甚至在组织病理形态学上也难与 HCC 鉴别，免疫组织化学人类黑色素细胞（human melanoma black 45，HMB45）和 SMA 表达阳性是最终确诊的关键。

二、影像特征与定义

肝 AML 常发生在无肝硬化的正常背景肝上，多单发，边界清楚，T_1WI 低信号，T_2WI 高信号，DWI 高 b 值（b ≥ 800s/mm²）时呈高信号，动脉期明显强化，门静脉期和移行期对比剂迅速廓清呈低信号，肝胆期呈低信号。

脂肪组织的存在是 CAML 最重要的放射学特征，MRI 较 CT 对病灶内的脂肪有更大的检出价值，化学位移成像反相位弥漫性信号下降，提示瘤内存在显微镜下脂肪，瘤肝交界面或肿块内出现印墨伪影提示为肉眼可见的脂肪，T_1 加权脂肪抑制成像也可证实这类脂肪，诊断难度较小。此外，AML 的脂肪区血管化良好，有早期强化，而 HCC 的脂肪性病灶则相对无血管化，强化程度较低。

然而，未检测到脂肪并不能排除 AML 的可能性，少脂肪甚至无脂肪的肝脏 EAML，强化模式与 HCC 相似，最常误诊。此时，与突出的瘤内中心血管影相连的早期引流静脉的存在，缺乏肿瘤包膜，无马赛克征可能有助于非肝硬化肝脏中脂肪缺乏的 AML 与 HCC 的鉴别。中心血管影表现为肿瘤内明显增粗、扭曲走行的血管（而 HCC 和 FNH 则倾向于有外周血管）。瘤周早期引流静脉表现为动脉期静脉早显，引流静脉可为门静脉或肝静脉，早期引流静脉和瘤内血管是区分 AML 和 HCC 的重要特征，特异性高，敏感性低。该征象在钆塞酸二钠增强 MRI 中出现频率低的原因可能是由于动脉期强化弱，采集时间不当，以及短暂的严重呼吸运动伪影，动脉期成像质量差所致，结合细胞外对比剂增强 CT 和 MRI 有助于弥补该缺陷。

富血供、无包膜是 AML 的病理特征，存在肿瘤包膜可能为 HCC 而非 AML 的重要线索，值得注意的是，AML 中常见瘤周强化的肿瘤血管，有时很难与肿瘤包膜鉴别。

至于肝胆期对 AML 的诊断价值，目前涉及的一项研究发现，与 HCC 相比，肝胆期 AML 更常显示为明显且均匀的低信号（83% vs 41%），强化程度远低于脾脏（92% vs 30%）。可能的解释为 AML 缺乏肝细胞，肝胆期低信号更均匀，边缘更锐利。而 HCC 由于癌变过程中存在极少量异型增生的肝细胞摄取钆塞酸二钠，导致肝胆期信号不均质，边界不清楚。认为肝胆期可能是鉴别 AML 和 HCC 最有利的序列。

最后，由于 AML 在女性、年轻患者和肝脏正常的患者中较为常见，在肝脏正常无肝癌高危因素的年轻女性中出现病变为其鉴别诊断的有益线索。

三、MRI 病例

1. 病例 1

患者，女性，47 岁。查体发现肝脏占位 1 个月（图 7-3）。

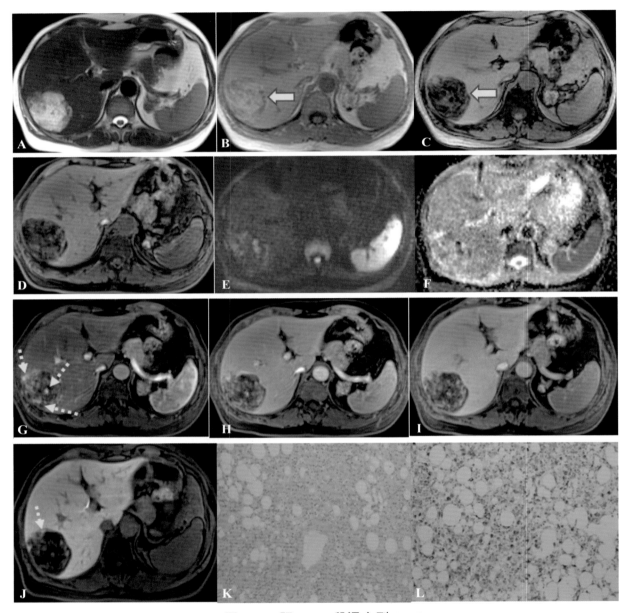

▲图 7-3　肝 S_6/S_7 段混合型 AML

反相位信号减低，出现印墨伪影以及脂肪抑制 T_1WI 均提示存在成熟脂肪（实箭），DWI 混杂等高信号，ADC 等低信号，动脉期见脂肪区见粗大的瘤内"中心血管影"（虚箭），肝胆期对比剂滞留于厚壁血管而呈等高信号（虚箭），背景肝信号正常

A. T_2WI；B. 同相位；C. 反相位；D. T_1WI；E. DWI（b=800s/mm²）；F. ADC；G. 动脉期；H. 门静脉期；I. 移行期；J. 肝胆期；K. HE 染色（10×）；L. HMB-45（+）（10×）

2. 病例 2

患者，女性，68 岁。乙肝病史 48 年，查体发现肝脏占位 10 年（图 7-4）。

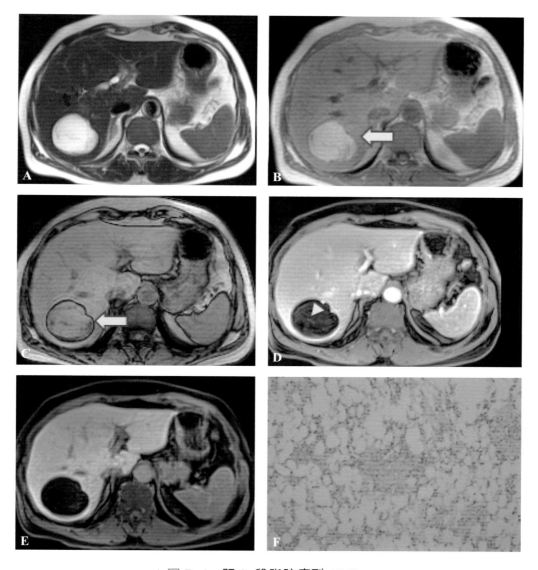

▲图 7-4　肝 S_7 段脂肪瘤型 AML

边界清楚的高信号肿块，反相位瘤肝交界面出现印墨伪影提示存在成熟脂肪（实箭），门静脉期见瘤内细小血管影穿行（虚箭），背景肝信号正常，HE 染色示大量脂肪

A. T_2WI；B. 同相位；C. 反相位；D. 门静脉期；E. 肝胆期；F. HE 染色（10×）

3. 病例 3

患者，女性，24 岁。查体发现肝脏占位（图 7-5）。

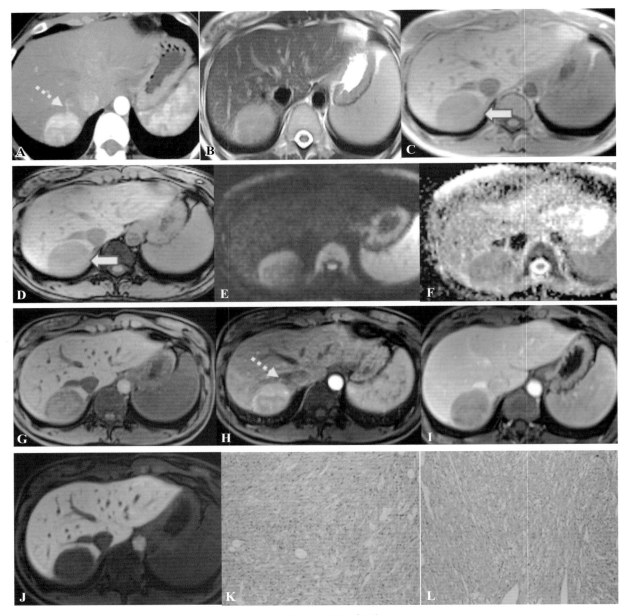

▲ 图 7-5　肝 S₇ 段肌瘤型 AML

边界清楚的 T₁ 低信号 T₂ 稍高信号肿块，反相位未检测到脂肪信号（实箭），DWI 高信号，ADC 低信号，CT 和 EOB-MRI 动脉期明显强化，见瘤内血管和瘤周引流静脉，示肝右静脉早显（虚箭），门静脉期迅速廓清，肝胆期呈明显均匀的低信号，背景肝形态信号正常，HE 染色肿瘤以平滑肌细胞为主，伴少量脂肪，免疫组化染色 SMA 阳性

A. CT 动脉期；B. T₂WI；C. 正相位；D. 反相位；E. DWI（b = 800s/mm²）；F. ADC；G. T₁WI；H. 动脉期；I. 门静脉期；J. 肝胆期；K. HE 染色；L. SMA（+）

4. 病例 4

患者，女性，42 岁。查体发现肝脏占位，有乙肝病史（图 7-6）。

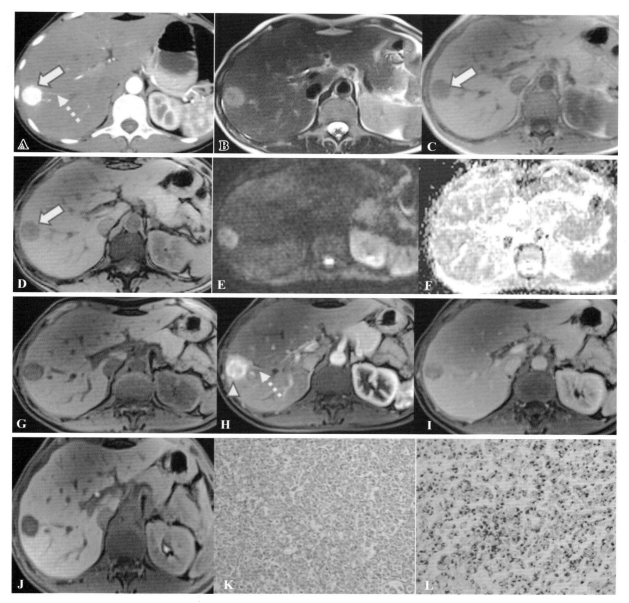

▲ 图 7-6 肝 S_8 段上皮样型 AML

边缘较模糊的 T_1 低信号 T_2 稍高信号肿块，反相位未检测到脂肪信号（实箭），DWI 高信号，ADC 等信号，动脉期明显整体强化，瘤内血管增粗（三角），瘤周环形强化，早期引流静脉回流至肝右静脉（虚箭），门静脉期呈低信号，肝胆期呈不均匀的低信号，背景肝形态信号正常。HE 染色肿瘤无脂肪，几乎全部由上皮样细胞组成，形态学似 HCC，免疫组化染色 HMB45 阳性确诊为 EAML

A. CT 动脉期；B. T_2WI；C. 正相位；D. 反相位；E. DWI（b = 800s/mm^2）；F. ADC；G. T_1WI；H. 动脉期；I. 门静脉期；J. 肝胆期；K. HE 染色；L. HMB45（+）

5. 病例 5

患者，女性，45 岁。查体发现肝脏占位半个月（图 7-7）。

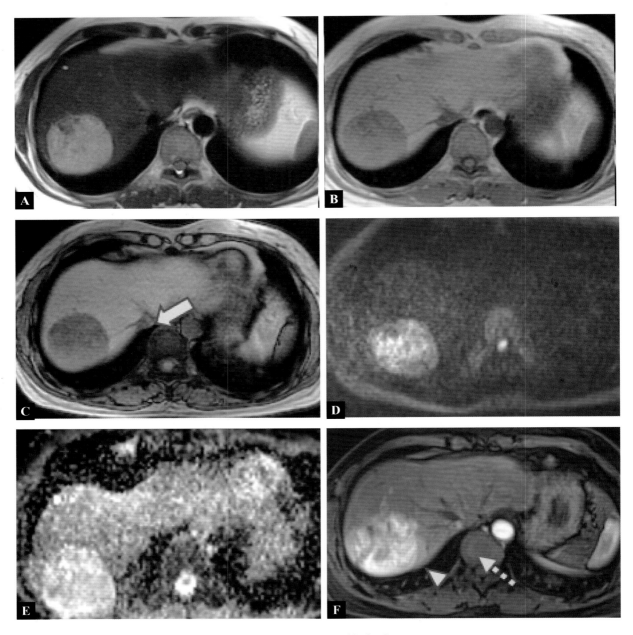

▲ 图 7-7　肝 S_8 段血管瘤型 AML

边界清楚的 T_1 低信号 T_2 混杂稍高信号肿块，反相位检测到瘤内脂肪（实箭），DWI 高信号，ADC 等高信号，动脉期明显强化，瘤内见"中心血管影"（三角），瘤周"晕状"灌注异常（虚箭）。门静脉期廓清，瘤周假包膜，肝胆期呈边界清楚锐利的低信号，背景肝形态信号正常。HE 染色显示厚壁血管，管壁平滑肌细胞增厚伴均质红染物沉着

A. T_2WI；B. 正相位；C. 反相位；D. DWI（b = 800s/mm²）；E. ADC；F. 动脉期

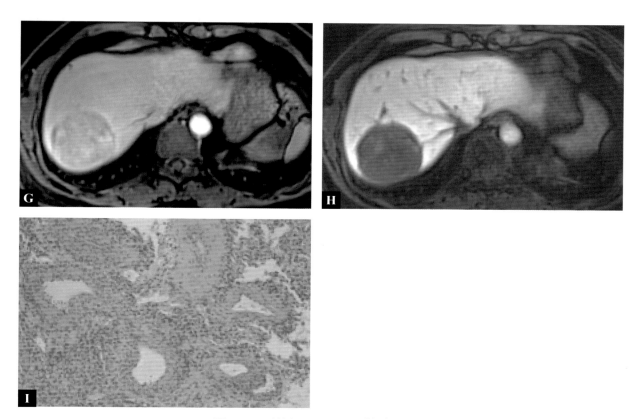

▲图 7-7 （续）肝 S_8 段血管瘤型 AML

边界清楚的 T_1 低信号 T_2 混杂稍高信号肿块，反相位检测到瘤内脂肪（实箭），DWI 高信号，ADC 等高信号，动脉期明显强化，瘤内见"中心血管影"（三角），瘤周"晕状"灌注异常（虚箭）。门静脉期廓清，瘤周假包膜，肝胆期呈边界清楚锐利的低信号，背景肝形态信号正常。HE 染色显示厚壁血管，管壁平滑肌细胞增厚伴均质红染物沉着

G. 门静脉期；H. 肝胆期；I. HE 染色

四、影像表现评述与建议

在非肝硬化肝脏的钆塞酸二钠增强 MRI 上，由于存在影像学特征重叠，如动脉期明显强化，门静脉期或移行期廓清呈低信号，肝胆期低信号，扩散受限制和瘤内脂肪，异质性较强的肝 AML 很容易被忽视并误诊为 HCC。因此，当遇到无潜在肝脏疾病的女性患者的富血供局灶性肝病变时，应将 AML 作为一种鉴别诊断，即使没有脂肪也不能排除 AML 的可能性，如果存在瘤内血管和早期引流静脉，缺乏肿瘤包膜和马赛克征，则有助于 AML 的准确诊断与鉴别诊断。

需要注意的是，与细胞外对比剂相比，钆塞酸二钠增强 MRI 存在假性廓清，动脉期增强弱、短暂的严重呼吸运动伪影造成动脉期成像质量差的缺陷，诊断时需要多

序列多参数结合，必要时结合细胞外对比剂增强 CT 和 MRI，肝胆期在鉴别 AML 和 HCC 的价值仍有待大样本研究验证，当影像诊断不确定时，需要活检。

（王　健　蔡　萍　李晓明　闫晓初）

第三节　肝血管瘤

一、概述

肝血管瘤是最为常见的肝脏间叶组织良性肿瘤，临床上以海绵状血管瘤最为多见。由于临床症状不明显，最初仅从尸检标本中检出，随着影像学技术的发展，近年来通常在体检时或因其他原因行腹部影像学检查时被偶然发现，在人群中发病率约 1.5%。

肝血管瘤的发病原因通常被认为是胚胎发育过程中血管过度发育或分化异常导致的血管畸形。怀孕和口服避孕药可使体内雌激素、孕激素水平升高，导致血管瘤生长，这与女性发病相关。

肝血管瘤在任何年龄段均可发病，以 40—60 岁多见，男女比例约 1.3∶1。肝血管瘤通常无症状，以单发病灶最为常见（61%），生长较慢，病程较长，患者肝功能无明显异常，当血管瘤增大至 5cm 以上时，可能出现非特异性的腹部症状，包括腹部包块及压迫症状等。肝血管瘤破裂出血为最严重的并发症之一，可出现急腹症表现。巨大的血管瘤可引起瘤内血液滞留，大量消耗血小板和凝血因子而引起凝血机制异常，又称 Kasabath–Merritt 综合征，较为罕见。

肝血管瘤依据病理上其纤维组织多分为 4 型：①海绵状血管瘤（cavernous hemangioma），此是最常见的类型；②硬化性血管瘤（sclerosing hemangioma）；③血管内皮细胞瘤（tumor vascular endothelial cells）；④毛细血管瘤（capillary tumor）。

采用直径大小可分为 4 类：① < 5cm 为小血管瘤；② 5～10cm 为血管瘤；③ 10～15cm 为巨大血管瘤；④ > 15cm 为特大血管瘤。根据肿瘤直径大小及数目可表现为孤立、多发和弥漫生长。

在显微镜下观察时，血管瘤由不同大小的海绵状血管腔组成，腔内表面覆单层扁平内皮细胞并充填血液。血管腔隙被薄的纤维间隔分隔，且可能含有血栓。较大的血管瘤可能会随血栓形成而发生胶原瘢痕或纤维结节。罕见情况下，可能有局灶性基质钙化和骨化。肝海绵状血管瘤可能伴发有其他器官的血管瘤、胆管错构瘤和局灶性结节性增生。

二、典型肝血管瘤

（一）影像特征与定义

MRI 是一种诊断血管瘤的高准确性、无创性检查方法。其典型的 MRI 表现为边界清楚光滑的均质肿块，为类圆形或分叶状，T_1 加权像为低信号，T_2 加权像为显著的高信号且信号均匀。DWI 高 b 值时受 T_2 穿透效应影响仍可表现为高信号，但 ADC 图表现为高信号，表示弥散不受限。

使用肝脏特异性对比剂（Gd–EOB–DTPA）增强动脉期病灶边缘呈不连续的结节样或球状增强，门静脉期及移行期扫描时呈进行性向心性增强或填充，肝胆期血管瘤因不含正常肝细胞无法摄取对比剂表现为低信号，与周围明显强化的肝实质形成强烈对比。部分典型肝血管瘤早期强化的周边部分比中心部分更早显示出廓清，在肝胆期出现"外周低信号征"（peripheral low intensity sign）。

大的血管瘤通常中央部分信号不均匀，与血栓形成、广泛玻璃样变性和纤维化有关，增强后这些区域不强化。小的血管瘤可在门静脉期即出现信号降低，并在移行期出现假廓清征（pseudo washout sign，PWS），这是由于小血管瘤的血管空间较小，在动脉期后血流周转较快，强化程度降低，移行期 Gd–EOB–DTPA 在周围正常肝实质中开始摄取，血管瘤信号降低更加突出。PWS 更容易出现在动脉期弥漫性强化的血管瘤，此时 T_2 加权图像上的高亮信号对于区分血管瘤及恶性肿瘤具有关键性作用。肝胆期有助于发现更多 < 1cm 的小血管瘤。

血管瘤内还可见到肝动脉 – 门静脉瘘，由于门静脉早期充盈，可导致肝实质早期强化，这种表现更常见于动脉期快速强化的血管瘤。肝硬化背景下的血管瘤常发生纤维化和玻璃样变性，病灶通常体积缩小，同时失去血管瘤的特征性表现。

（二）MRI 病例

1. 病例 1

典型肝血管瘤，可见"外周低信号征"（图 7-8）。

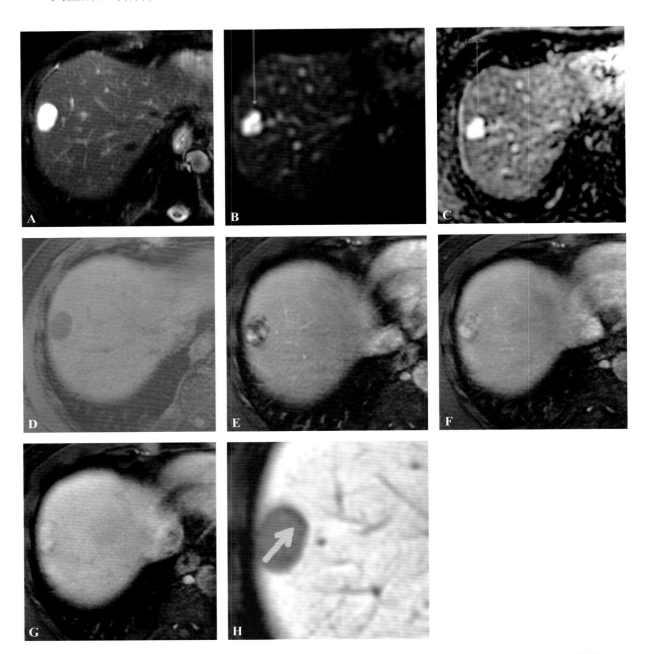

▲ 图 7-8　典型肝血管瘤 **T₂WI** 高亮信号，**DWI** 及 **ADC** 均为高信号，**Gd-EOB-DTPA** 增强后动脉期边缘结节样强化，门静脉期向中央填充，移行期基本填充，肝胆期低信号，可见"外周低信号征"（箭）

A. T₂WI 脂肪抑制；B. DWI；C. ADC；D. T₁WI；E. 动脉期；F. 门静脉期；G. 移行期；H. 肝胆期

2. 病例 2

典型肝血管瘤，移行期可见假廓清征，动脉期病灶周围异常灌注（图 7-9）。

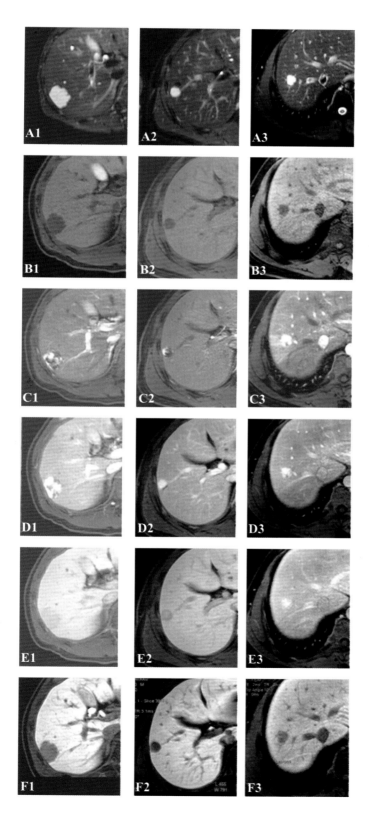

▶图 7-9　典型肝血管瘤 T_2WI 均呈高亮信号，Gd-EOB-DTPA 增强后动脉期边缘结节样强化，门静脉期向中央填充，肝胆期低信号，A 与 B 组病例在移行期出现假廓清征（PWS），C 组病例动脉期病灶周围异常灌注，提示存在肝动脉-门静脉瘘，导致肝实质早期强化

A. T_2WI 脂肪抑制；B. T_1WI；C. 动脉期；D. 门静脉期；E. 移行期；F. 肝胆期

3. 病例 3

肝脏巨大血管瘤及多发血管瘤，中央信号不均匀区域始终不强化，肝胆期中央信号较周边更低（图 7-10）。

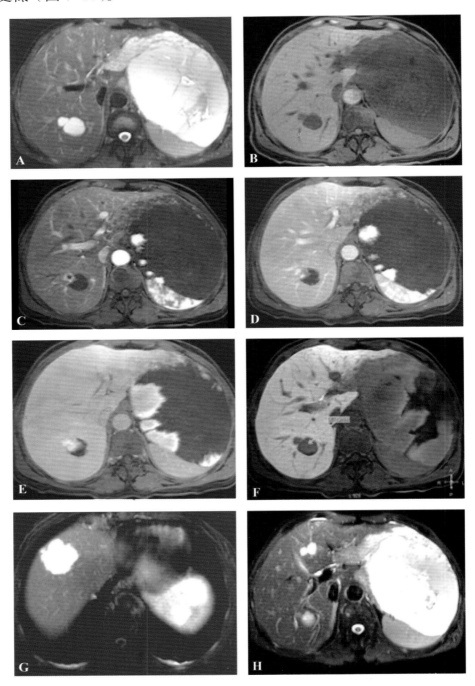

▲ 图 7-10　肝脏巨大血管瘤及多发血管瘤

巨大血管瘤中央部分信号不均匀，Gd-EOB-DTPA 增强后病灶边缘结节样强化逐渐向中央填充，但中央信号不均匀区域始终不强化，肝胆期中央信号较周边更低

A. T₂WI 脂肪抑制；B. T₁WI；C. 动脉期；D. 门静脉期；E. 移行期；F. 肝胆期；G 至 H. T₂WI 脂肪抑制（同一病例另外两个层面）

（三）影像表现评述与建议

典型 MRI 表现：边界清晰光滑，T_2WI 显著的高信号且信号均匀。DWI 高信号，但 ADC 图弥散不受限，T_1WI 低信号及周围结节样或球样强化伴随进行性填充，肝胆期低信号，可出现"外周低信号征"。小的血管瘤可在门静脉期即可出现信号降低，并在移行期出现"假廓清征"。T_2 加权图像上的高亮信号对于区分血管瘤及恶性肿瘤具有关键性作用。肝胆期有助于发现更多＜ 1cm 的小血管瘤。

三、不典型肝血管瘤

（一）影像特征与定义

肝脏不典型血管瘤缺乏统一定义。这里，我们将 MRI 表现不符合以下几点：T_2WI 高信号，增强扫描动脉期病灶周边结节样强化，门静脉期对比剂逐渐填充，实质期病灶呈持续等 / 高信号；T_2WI 高信号，动脉期快速完全填充（Flash filling），实质期病灶呈持续等 / 高信号的血管瘤，统称为肝脏不典型血管瘤。

依据血管瘤大小及部位，肝脏不典型血管瘤可以包括巨大血管瘤（＞ 10cm），外生性血管瘤（包括带蒂血管瘤）等，依据本身成分差异，可以包括合并中心纤维间隔（瘢痕）或肝脏包膜凹陷，合并玻璃样变(硬化性血管瘤)，伴钙化、囊变或液平血管瘤；依据不典型强化方式，可以包括早期中心强化序贯向周边填充血管瘤，以及出现病变周围动脉 – 门静脉分流的血管瘤；依据肝脏背景不同，可以有在肝硬化及脂肪肝基础上，影像学征象不典型的血管瘤等。

随着肝脏特异性对比剂的广泛使用，一些与之相关的血管瘤特殊 MRI 征象也逐渐为人们认识和熟悉，主要包括血管瘤移行期"假廓清 / 流出征"，肝胆期病变"外周低信号征"及肝胆期病变持续高信号。本小节中将就此重点分述如下。

1. 移行期病变"假廓清 / 流出征"（pseudo washout sign）

CT 碘对比剂增强及磁共振细胞外液对比剂，如 Gd–DTPA 增强扫描时，病灶在移行期（延迟 3min）持续强化，是诊断血管瘤重要征象，几乎见于所有的病例。但采用肝脏特异性对比剂成像时，血管瘤可能在移行期时，信号强度与周围的正常肝实质相比呈等或较低信号，称为移行期"假廓清征"。文献报道，使用肝脏特异性对比剂时，血管瘤移行期"假廓清征"见于 47%～63% 病例，且更多见于体积较小且动脉期快速完全填充的病例（86%）。其可能原因包括：①移行期时，正常肝脏实质摄取肝脏特异性对比剂导致信号增高，相对血管瘤呈等或稍高信号；②肝脏特异性对比剂注射剂量较低，有较低的总钆剂量，和较短的血浆半衰期，导致血管瘤血池对比剂浓度低；③体积较小且动脉期快速完全填充血管瘤具有较窄的流入 – 廓清曲线。

在动脉期明显强化，移行期廓清表现的血管瘤，需要与类似表现的肝脏肿瘤，如肝细胞癌鉴别。而在动脉期无明显强化的小血管瘤，同时出现移行期"假廓清征"，则需要与低血供转移瘤鉴别。综合分析多个序列的图像，如 T_2WI 明显高信号、弥散成像中较高的 ADC 值，以及采用增强移行期 – 平扫减影图像时病变与邻近肝脏实质对比呈等 – 稍高信号等特征，有助于与前述疾病的鉴别，获得倾向于血管瘤的诊断。

2. 肝胆期病变"外周低信号征"（peripheral low intensity sign）

使用细胞外 MR 对比剂，如 Gd–DTPA 行动态对比增强磁共振成像时，在给药后 5～10min（晚期），于病灶周围边缘相对于其中心呈低信号，称为"外周低信号征"，该征象被认为是诊断肝转移瘤和肝内胆管癌等恶性肝肿瘤的一个特异性征象。其发生机制可能与病变中心与周围血管的形态及病理生理的差异有关：转移瘤肿瘤周边肿瘤细胞生长活跃，血供丰富，早期呈环状强化，移行期对比剂快速廓清而呈低信号；而转移瘤的中心部分包含缺血性或纤维化区域，在动脉期表现为轻微强化，在移行期逐渐增强。

在应用肝细胞特异性对比剂时，发现在肝胆期中，良性病变，如血管瘤也会出现"外周低信号征"。研究表明，该征象在血管瘤中发生率可以达到 47%，与转移瘤病例中该征象发生率一致。其确切机制尚不完全清楚，推测与肝脏特异性对比剂注射剂量、总钆剂量均较低，导致较低的血管内信号强度有关。在相对快速血流的血管瘤周边区域，比中心区域更容易显示出相对早期的廓清。不同强化类型血管瘤中，通常体积较小的高流量肝血管瘤，其外周低信号的发生率明显低于典型强化方式肝血管瘤。推测其原因是，高流量血管瘤周围血管与中心血管的血流动力学相似，导致病变强化和廓清均匀。

与细胞外液对比剂不同，在肝细胞特异性对比剂肝胆期，出现的外周低信号征，对肝转移瘤等恶性肿瘤不具有特异性。该征象在肝血管瘤，特别是典型强化方式的肝血管瘤中，也非常常见，应予以充分认识，避免肝转移瘤的误诊。同时，这种征象不能单独使用，需要与血管瘤和转移瘤的其他 MRI 表现，如 T_2WI 信号，及增强多期强化特点综合考虑，以得到正确诊断。

3. 肝胆期病变持续等至高信号

虽然绝大多数血管瘤在肝胆期，相对于肝脏实质表现为低信号。但因为肝血管瘤的增强模式多样，仍有少部分血管瘤，如部分纤维成分较多和（或）血管成分较少血管瘤中，对比剂流入、廓清均较慢，在肝胆期可以呈持续等至高信号。了解这种征象的可能性，结合多序列 MRI 表现，应该能较好地做出正确诊断。

（二）MRI 病例

1. 病例 1

患者，女性，43 岁。体检发现肝脏占位入院检查（图 7-11）。

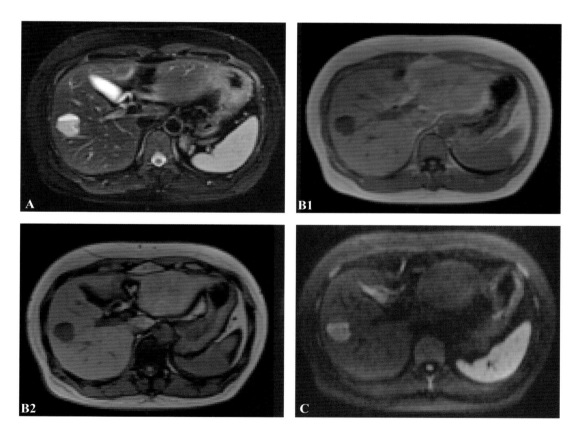

▲ 图 7-11　不典型血管瘤（含囊变，液平表现的硬化性血管瘤）：肝脏 S_5 和 S_8 段交界处可见囊变、液平的长 T_2 信号结节，Gd-EOB-DTPA 动态增强仅周边少许渐进性结节样强化，大部分病变始终无明确强化。穿刺病理证实肝血管瘤

A. T_2WI 脂肪抑制；B. 同反向位；C. DWI（b = 800s/mm²）

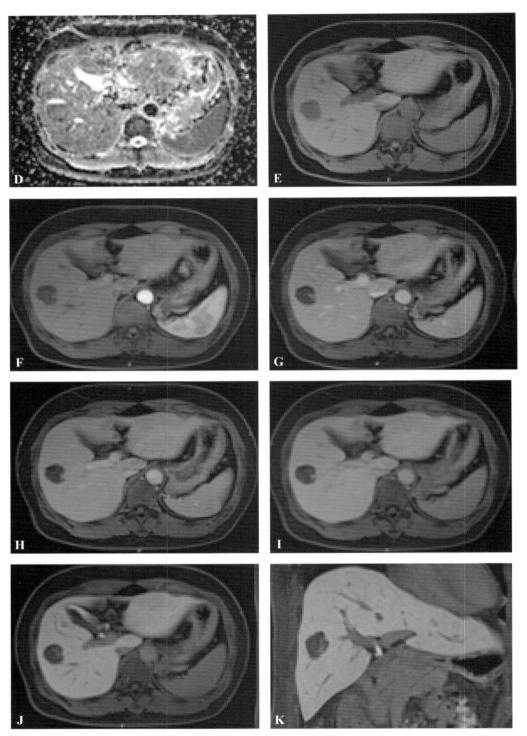

▲ 图 7-11 （续）不典型血管瘤（含囊变、液平面表现的硬化性血管瘤）：肝脏 S_5 和 S_8 段交界处可见囊变、液平面的长 T_2 信号结节，**Gd-EOB-DTPA** 动态增强仅周边少许渐进性结节样强化，大部分病变始终无明确强化。穿刺病理证实肝血管瘤

D. ADC；E. MR 平扫；F. 动脉期；G. 门静脉期；H. 平衡期；I. 肝胆期（10min）；J. 肝胆期（20min）；K. 冠状位

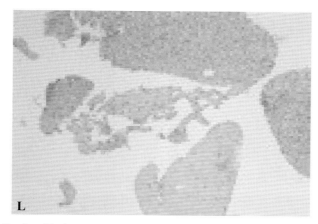

▲图 7-11 （续）不典型血管瘤（含囊变、液平面表现的硬化性血管瘤）：肝脏 S_5 和 S_8 段交界处可见囊变、液平面的长 T_2 信号结节，Gd-EOB-DTPA 动态增强仅周边少许渐进性结节样强化，大部分病变始终无明确强化。穿刺病理证实肝血管瘤
L. 穿刺病理

2. 病例 2

患者，男性，53 岁。病史血吸虫性肝硬化（图 7-12）。

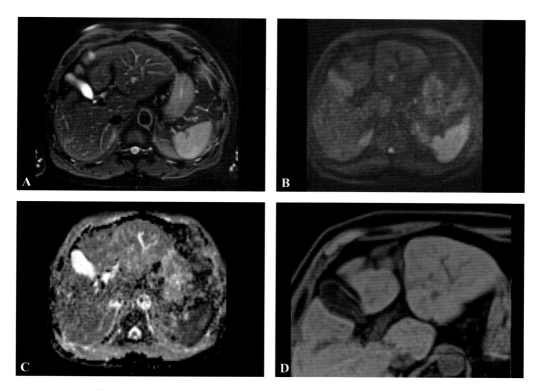

▲图 7-12 肝脏 S_3 段 < 1cm 病变，行 Gd-EOB-DTPA 增强扫描，于移行期出现"假廓清征"，于血吸虫肝硬化背景下，不能排除恶性病变。行 Gd-EOB-DTPA 增强扫描，显示于门静脉期，移行期病变持续强化，结合 T_2WI 高信号，ADC 值较高等特点，诊断血管瘤
A. T_2WI 脂肪抑制；B. DWI（b = 800s/mm²）；C. ADC；D. MR 平扫

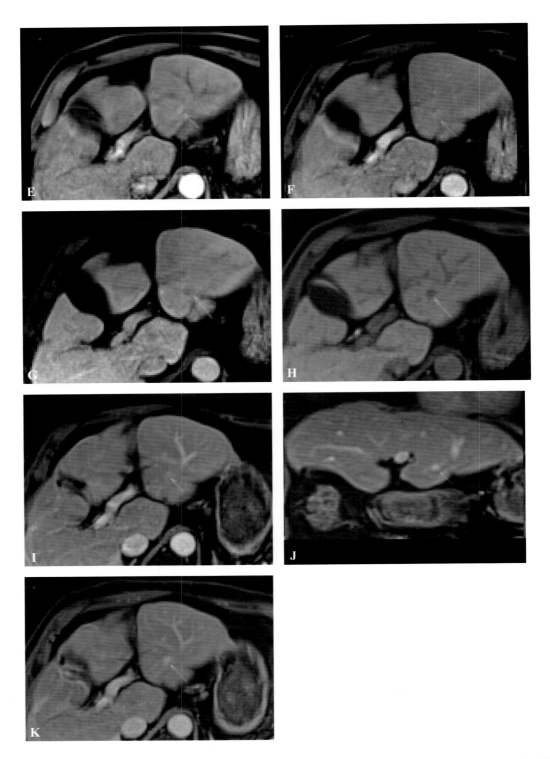

▲ 图 7-12 （续）肝脏 S_3 段＜ 1cm 病变，行 Gd-EOB-DTPA 增强扫描，于移行期出现"假廓清征"，于血吸虫肝硬化背景下，不能排除除恶性病变。行 Gd-EOB-DTPA 增强扫描，显示于门静脉期，移行期病变持续强化，结合 T_2WI 高信号，ADC 值较高等特点，诊断血管瘤

E. EOB 动脉期；F. 门静脉期；G. 平衡期；H. 肝胆期（20min）；I. Gd-DTPA 动脉晚期；J. 门静脉期冠状位；K. 平衡期

3. 病例 3

患者，女性，52 岁。病史为多发肝脏占位（图 7-13）。

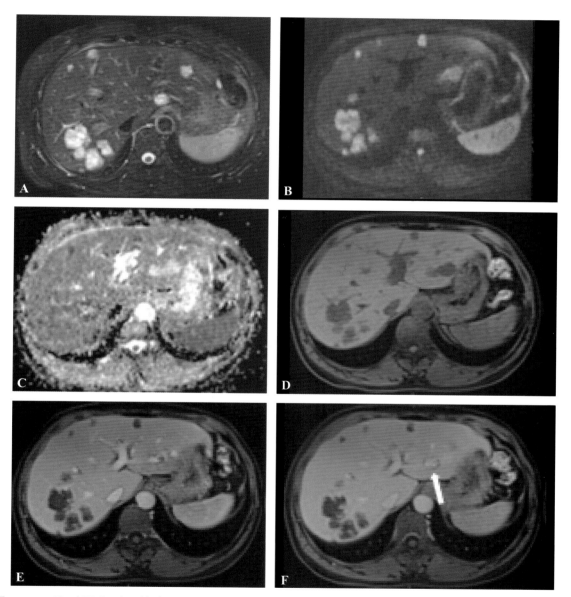

▲ 图 7-13 肝脏不典型血管瘤（多发血管瘤）（S_3 段病变其强化方式为早期中心强化逐渐向周边填充，并于移行期见"假廓清征"），行 Gd-EOB-DTPA 增强扫描，肝胆期多个病变出现"外周低信号征"，但结合 T_2WI 高信号，ADC 值较高及病变其他期相强化特点，易得出血管瘤诊断
A. T_2WI 脂肪抑制；B. DWI（b = 800s/mm²）；C. ADC；D. MR 平扫；E. EOB 动脉期；F. 门静脉期

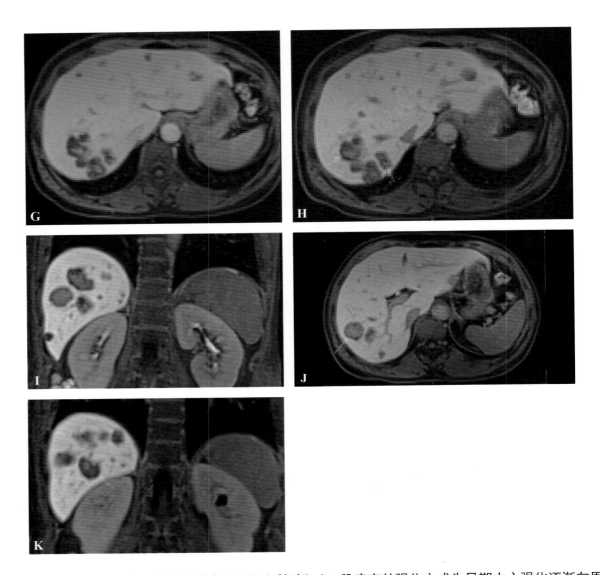

▲ 图 7-13　（续）肝脏不典型血管瘤（多发血管瘤）（S₃ 段病变其强化方式为早期中心强化逐渐向周边填充，并于移行期见"假廓清征"），行 Gd-EOB-DTPA 增强扫描，肝胆期多个病变出现"外周低信号征"，但结合 T₂WI 高信号，ADC 值较高及病变其他期相强化特点，得出血管瘤诊断不困难

G. 平衡期；H. 肝胆期（20min）；I. 冠状位；J. 另一典型征象病变；K. 冠状位

4. 病例 4

患者，男性，44 岁。体检发现肝脏多发占位入院检查（图 7-14）。

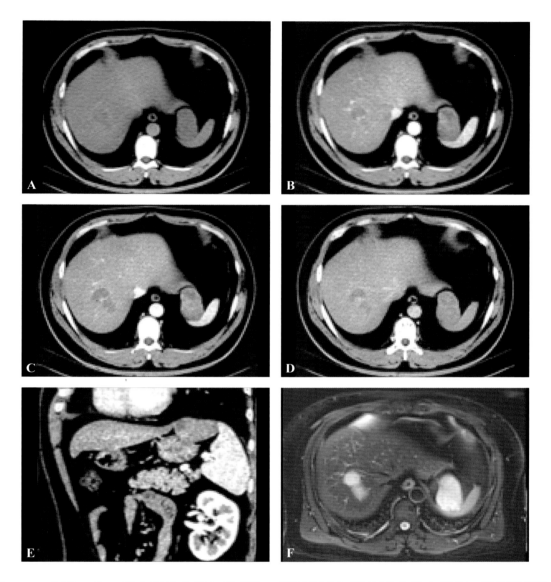

▲ 图 7-14 肝脏 S_5 和 S_8 段交界处典型血管瘤及 S_2 段不典型血管瘤（外生性血管瘤，肝胆期等信号）：肝脏 S_5 和 S_8 段交界处较典型表现血管瘤。肝脏 S_2 段外生性血管瘤，位于肝左叶、脾脏及胃之间。**Gd-EOB-DTPA** 动态增强，与典型表现血管瘤相比，该病变早期强化不明显，呈渐进性强化，对比典型血管瘤，肝胆期（**20min**）呈相对高信号表现。手术病理证实肝脏（外生性）血管瘤
A. CT 平扫；B. 动脉期；C. 门静脉期；D. 实质期；E. 斜矢状位；F. T_2WI 脂肪抑制

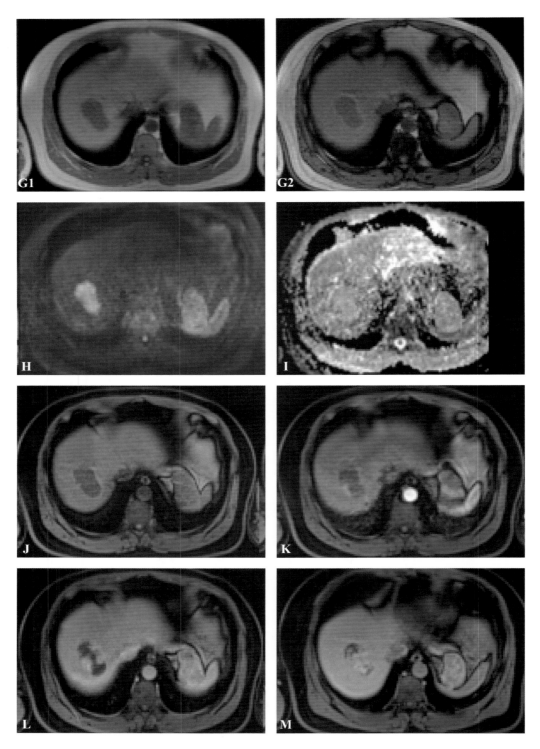

▲ 图 7–14　（续）肝脏 S_5 和 S_8 段交界处典型血管瘤及 S_2 段不典型血管瘤（外生性血管瘤，肝胆期等信号）：肝脏 S_5 和 S_8 段交界处较典型表现血管瘤。肝脏 S_2 段外生性血管瘤，位于肝左叶、脾脏及胃之间。**Gd–EOB–DTPA** 动态增强，与典型表现血管瘤相比，该病变早期强化不明显，呈渐进性强化，对比典型血管瘤，肝胆期（**20min**）呈相对高信号表现。手术病理证实肝脏（外生性）血管瘤
G. 同反向位；H. DWI（b = 800s/mm²）；I. ADC；J. MR 平扫；K. 动脉期；L. 门静脉期；M. 平衡期

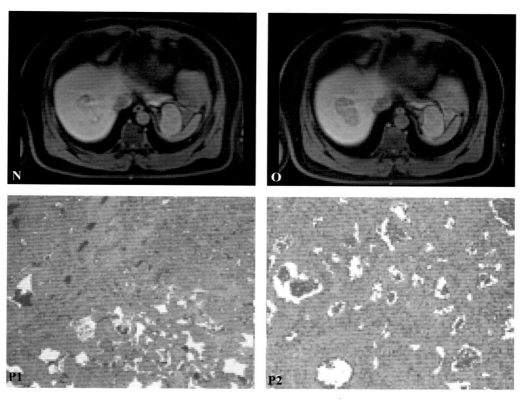

▲图7-14 （续）肝脏 S_5 和 S_8 段交界处典型血管瘤及 S_2 段不典型血管瘤（外生性血管瘤，肝胆期等信号）：肝脏 S_5 和 S_8 段交界处较典型表现血管瘤。肝脏 S_2 段外生性血管瘤，位于肝左叶、脾脏及胃之间。**Gd-EOB-DTPA** 动态增强，与典型表现血管瘤相比，该病变早期强化不明显，呈渐进性强化，对比典型血管瘤，肝胆期（**20min**）呈相对高信号表现。手术病理证实肝脏（外生性）血管瘤

N. 肝胆期（20min）；O. 肝胆期（20min）；P. 病理图像

（三）影像表现评述与建议

　　肝脏不典型血管瘤定义不明确，分类复杂，但可具有大部分或部分典型血管瘤的影像学表现，结合多序列图像，往往可以得出正确诊断。本节中我们重点讨论了肝脏特异性对比剂使用后，血管瘤成像中一些与之相关的特殊 MRI 征象，包括移行期"假廓清征"，肝胆期病灶"外周低信号征"及肝胆期病变持续高或等信号。充分熟悉、认识这些征象，有助于避免或减少在临床工作的误诊。同时，需要注意这些征象不能单独使用，需结合其他序列和影像学资料进行综合分析。

（许乙凯　张　静　郑泽宇　郑传胜　韩　萍　李　欣）

参 考 文 献

[1] Merkle EM，Zech CJ，Bartolozzi C，et al. Consensus report from the 7th International Forum for Liver Magnetic Resonance Imaging [J]. Eur Radiol，2016，26：674–682.

[2] Park HJ，Kim YK，Park MJ，et al. Small intrahepatic mass–forming cholangiocarcinoma：target sign on diffusion–weighted imaging for differentiation from hepatocellular carcinoma [J]. Abdom Imaging，2013，38（4）：793–801.

[3] Feng ST，Wu L，Cai H，et al. Cholangiocarcinoma：spectrum of appearances on Gd–EOB–DTPA–enhanced MR imaging and the effect of biliary function on signal intensity [J]. Bmc Cancer，2015，15：38.

[4] Kim SJ，Lee JM，Han JK，et al. Peripheral mass–forming cholangiocarcinoma in cirrhotic liver [J]. Am J Roentgenol，2007，189：1428Y1434.

[5] Kim SH，Lee CH，Kim BH，et al. Typical and atypical imaging findings. of intrahepatic cholangiocarcinoma using gadolinium ethoxybenzyl. diethylenetriamine pentaacetic acid–enhanced magnetic resonance imaging [J]. J Comput Assist Tomogr，2012，36：704–709.

[6] Parente DB，Perez RM，Eiras–Araujo A，et al. MR Imaging of Hypervascular Lesions in the Cirrhotic Liver：A Diagnostic Dilemma [J]. Radio Graphics，2012，32：767–787.

[7] Haradome H，Unno T，Morisaka H，et al. Gadoxetic Acid Disodium–Enhanced MR Imaging of Cholangiolocellular Carcinoma of the Liver：Imaging Characteristics and Histopathological Correlations [J]. Eur Radiol，2017，27：4461–4471.

[8] Kim JH，Joo I，Lee JM. Atypical Appearance of Hepatocellular Carcinoma and Its Mimickers：How to Solve Challenging Cases Using Gadoxetic Acid–Enhanced Liver Magnetic Resonance Imaging [J]. Korean J Radiol，2019，20：1019–1041.

[9] Saleh M，Virarkar M，Bura V，et al. Intrahepatic Cholangiocarcinoma：Pathogenesis，Current Staging，and Radiological Findings [J]. Abdom Radiol（NY），2020 May 16. Online ahead of print.

[10] Lee SJ，Kim SY，Kim KW，et al. Hepatic Angiomyolipoma Versus Hepatocellular Carcinoma in the Noncirrhotic Liver on Gadoxetic Acid–Enhanced MRI：A Diagnostic Challenge [J]. Am J Roentgenol，2016，207（3）：562–570.

[11] Zhang Y，Li B，Hou J，et al. Hepatic Epithelioid Angiomyolipoma and 18F–FDG PET/CT [J]. Clin Nucl Med，2018，43（6）：422–424.

[12] Wang X，Wang J，Cheng X，et al. Hepatic Angiomyolipoma Having FDG Uptake at the Similar Level of the Normal Liver Parenchyma [J]. Clin Nucl Med，2019，44（7）：599–601.

[13] Kim R，Lee JM，Joo IJ，et al. Differentiation of Lipid Poor Angiomyolipoma From Hepatocellular Carcinoma on Gadoxetic Acid–Enhanced Liver MR Imaging [J]. Abdom Imaging，2015，40（3）：531–541.

[14] Park YS，Lee CH，Kim JW，et al. Differentiation of hepatocellular carcinoma from its various mimickers in liver magnetic resonance imaging：What are the tips when using hepatocyte–specific agents? [J]. World J Gastroenterol，2016，22（1）：284–299.

[15] Wu CH，Chiu NC，Yeh YC，et al. Uncommon liver tumors：Case report and literature review [J]. Medicine（Baltimore），2016，95（39）：e4952.

[16] Tan Y，Xie X，Lin Y，et al. Hepatic epithelioid angiomyolipoma：clinical features and imaging findings of contrast–enhanced ultrasound and CT [J]. Clinical Radiology，2017（72）：339.e1–339.e6.

[17] Kim YY，Park MS，Aljoqiman KS，et al.Gadoxetic acid–enhanced magnetic resonance imaging：Hepatocellular carcinoma and mimickers [J]. Clinical and Molecular Hepatology，2019（25）：223–233.

[18] 夏锋，李雪松 . 肝血管瘤诊断和治疗多学科专家共识（2019 版）[J]. 中国实用外科杂志，2019，39（8）：761–765.

[19] Vernuccio F，Bruno A，Costanzo V，et al. Comparison of the Enhancement Pattern of Hepatic Hemangioma on Magnetic Resonance Imaging Performed With Gd–EOB–DTPA Versus Gd–BOPTA [J]. Current Problems in Diagnostic Radiology，2019.

[20] Giuseppe Mamone，Ambra Di Piazza，Vincenzo Carollo，et al. Imaging of Hepatic Hemangioma：From A to Z [J]. Abdom Radiol（NY），2020 Mar，45（3）：672–691.

[21] Akihiro Tateyama，Yoshihiko Fukukura，Koji Takumi，et al. Hepatic Hemangiomas：Factors Associated With Pseudo Washout Sign on Gd–EOB–DTPA–Enhanced MR Imaging [J]. Magn Reson Med Sci，2016，15（1）：73–82.

[22] Tsutomu Tamada，Katsuyoshi Ito，Ai Ueki，et al. Peripheral Low Intensity Sign in Hepatic Hemangioma：Diagnostic Pitfall in Hepatobiliary Phase of Gd–EOB–DTPA–Enhanced MRI of the Liver [J]. Journal of Magnetic Resonance Imaging，2012，35：852–858.

[23] Satoshi Goshima，Masayuki Kanematsu，Haruo Watanabe，et al. Noriyuki Moriyama. Hepatic Hemangioma and Metastasis：Differentiation With Gadoxetate Disodium–Enhanced 3–T MRI [J]. Am J Roentgenol，2010，195（4）：941–946.

第8章 钆塞酸二钠增强 MRI 应用拓展

第一节 肝功能评估

一、概述

正确评价肝功能，选择合理的治疗方案，降低肝衰竭的发生率，对于提高肝病患者的生存率及生存质量均具有重要意义。对于肝功能不全或肝衰竭的患者，常常需要评价其肝脏受损程度，以了解肝功能水平并预测其预后。肝细胞癌患者多合并肝实质的损伤，外科手术切除是目前治疗肝细胞癌的首选方法和最有效的措施，肝切除术后肝脏的再生能力差，易并发严重的肝功能不全，故术后肝衰竭是患者死亡的主要原因。为预测残肝功能储备，减少肝衰竭的发生，术前评估整体肝功能和部分肝功能非常重要。

目前临床用于评估肝功能的方法包括吲哚菁绿 15min 清除率（indocyanine green retention rate at 15min，ICG R_{15}）、Child-Pugh 评分、终末期肝病模型（model for end-stage liver disease，MELD）评分和 ALBI 评分等。上述方法最大的局限性是其评价的是全肝功能，不能提供肝功能在各肝段的分布信息。CT 与常规 MRI 检查可以评估肝段的体积，这只能反映肝脏形态学上的变化。

钆塞酸二钠作为一种肝胆特异性 MRI 对比剂，与 ICG 代谢途径类似，具有评估肝功能的潜力。基于肝脏的影像解剖基础，钆塞酸二钠增强 MRI 既能评估整体肝功能，也能评估各肝段的功能；同时，可以根据手术切除方案评估残留的肝脏储备功能，预测术后肝衰竭的发生。目前已有很多关于应用钆塞酸二钠评估肝功能的研究，包括测量肝胆特异性期（hepatobiliary phase，HBP）信号强度、测量 T_1 弛豫时间和计算肝摄取分数等。

二、影像特征与定义

1. HBP 信号强度（signal intensity，SI）

钆塞酸二钠被肝细胞摄取并排泄到胆道的途径和临床上常用来评估肝功能的 ICG 相似，两者均是由肝细胞膜上有机阴离子转运多肽（organic anion transporting polypeptide，OATP）转运进肝细胞，再由多重耐药蛋白（mutidrug resistance-associated protein 2，MRP2）排泄至胆管。研究表明，HBP 肝实质的信号强度可以反映患者的肝功能。正常肝实质在增强后约 20min 即 HBP 信号强度达到峰值。肝功能下降的患者其 HBP 肝实质信号强度较正常减低，其机制可能是，细胞膜表面的 OATP 下调或低表达，钆塞酸二钠摄取减少。此外，功能肝细胞的数量亦影响钆塞酸二钠的累积。不同研究采用的评估方式不尽相同，包括测量 HBP 相对强化率（relative enhancement，RE），RE=（SI_{HBP}-SI_{plain}）/SI_{plain}；HBP 肝脾信号强度比值（liver-to-spleen signal intensity ratio，LSR）；HBP 肝肌肉信号强度比值相对强化率 =（$SI_{HBPliver}$/$SI_{HBPmuscle}$-$SI_{plainliver}$/$SI_{plainmuscle}$）/（$SI_{plainliver}$/$SI_{plainmuscle}$）等方法。

这些方法均简便易行，但也有不足之处，比如 MRI 的信号强度和对比剂的浓度之间并非线性关系；此外，信号强度受扫描参数、设备、检查时间等的影响，不同医院或不同时间检查的扫描参数如果不同则难以准确进行比较。

2. T_1 弛豫时间

另一种评估肝功能的方法是测量肝组织的 T_1 弛豫时间，由于弛豫是组织的固有特性，不易受扫描条件影响，理论上 T_1 弛豫时间和钆塞酸二钠浓度直接相关。测量 T_1 弛豫时间需要安装 T_1 扫描序列（T_1 map），在后处理工作站上自动计算各个像素的纵向弛豫时间即 T_1 值，生成组织的 T_1 图（T_1 mapping）。钆塞酸二钠是一种顺磁性肝胆特异性 MRI 对比剂，被肝细胞摄取后，可降低其 T_1 值，通常 T_1 值减低率在 60% 以上。肝功能下降患者的肝细胞膜表达 OATP1B3 数量下降，使肝细胞摄取钆塞酸二钠减少，肝脏的 T_1 值下降幅度减少。因此，注射钆塞酸二钠前后肝脏 T_1 值的变化，在一定程度上能反映肝脏的功能。在 HBP，肝实质对钆塞酸二钠的摄取越多，T_1 值减低越明显。目

前可以实现 T_1 mapping 的方法包括自旋回波序列、反转恢复序列、多翻转角及 Look-Locker 反转恢复序列等。研究显示 HBP T_1 弛豫时间和 HBP T_1 减低率（ΔT_1）都可以准确评估肝功能，其中 $\Delta T_1 = (T_{1pre} - T_{1pos})/T_{1pre}$。

3. 肝脏摄取分数（hepatic extraction fraction，HEF）

经静脉注射钆塞酸二钠后行肝脏动态 MRI 扫描，获取肝脏和主动脉的时间 – 强度曲线，利用反卷积方法计算出 HEF 定量评估肝脏整体功能。HEF 越低，肝功能越差。研究表明，HEF 是动态评估肝功能的准确指标，其缺点在于分析较为复杂。

三、MRI 病例

1. 病例 1

HBP 相对强化率图示（图 8-1）。

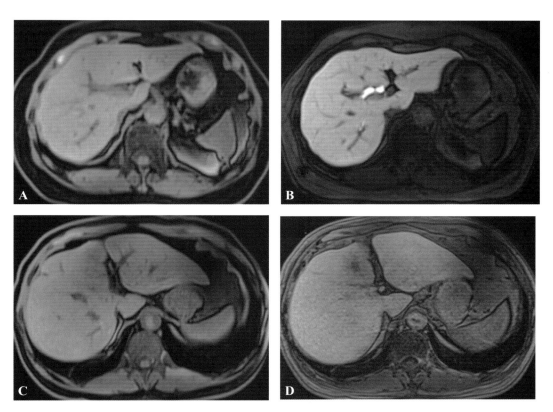

▲ 图 8-1　**A** 和 **B.** 患者，女性，57 岁。**MELD 评分 4 分；C** 和 **D.** 患者，男性，53 岁。**MELD 评分 15 分。A** 至 **D** 肝脏平均信号强度分别为 **278.2、524.3、180.9、189.23；A** 和 **B** 的相对强化率是 **0.88**，**C** 和 **D** 的相对强化率是 **0.05**
A. MRI T_1WI 平扫；B. HBP；C. MRI T_1WI 平扫；D. HBP

2. 病例 2

肝脾信号比图示（图 8-2）。

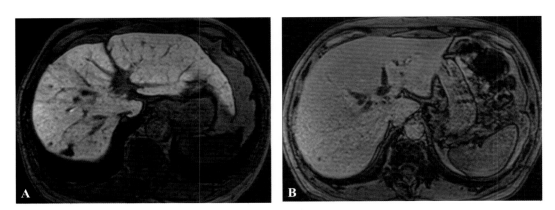

▲图 8-2　A. 患者，男性，64 岁。LSR=5.8，Child-Pugh 评分 5 分，ALBI 分级 1 级；B. 患者，男性，63 岁。LSR=1.5，Child-Pugh 评分 7 分，ALBI 分级 2 级

3. 病例 3

T_1 mapping 图示（图 8-3）。

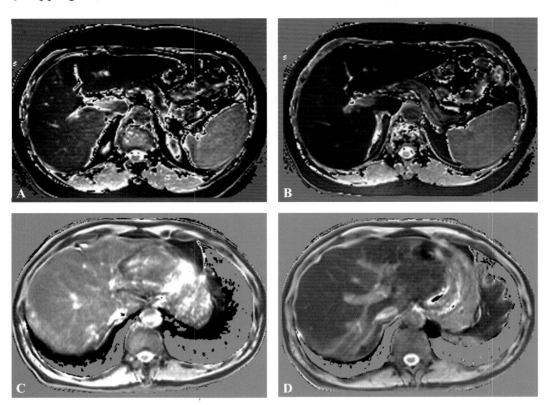

▲图 8-3　A 和 B. 患者，女性，61 岁。增强后 T_1mean=210.5，$\triangle T_1$=68.0%，Child-Pugh 评分 5 分，ALBI 分级 1 级；C 和 D. 患者，男性，65 岁。增强后 T_1mean=536，$\triangle T_1$=47.6%，Child-Pugh 评分 7 分，ALBI 分级 2 级

四、影像表现评述与建议

临床工作中常常需要对肝功能进行评估，钆塞酸二钠增强 MRI 在肝功能评估中的应用越来越广泛，评估方法包括测量 HBP 信号强度，测量 T_1 弛豫时间和计算肝脏摄取分数等。近来很多研究者将新兴技术与上述方法相结合，如对 HBP 肝脾信号强度的测量已由 2D 升级为 3D，从而可以更快捷、准确、客观的测量肝脾信号强度；还有研究者将从 HBP 获取的影像组学特征和 ICG R15 结合起来预测肝切除术后肝衰竭，也取得了较高的预测效能。

（李子平　冯仕庭　汤咪咪）

第二节　肝细胞癌微血管侵犯评估

一、概述

微血管侵犯（microvascular invasion，MVI），也称微血管癌栓，是一个病理学概念，指在显微镜下于内皮细胞衬附的血管腔内见到癌细胞巢团，以癌旁肝组织内的门静脉受侵为主（含肿瘤包膜内血管），偶可见于肝动脉、胆管和淋巴管分支，但无肉眼可见的血管癌栓。文献显示肝细胞癌（hepatocellular carcinoma，HCC）切除标本 MVI 的阳性率为 21%～57%。MVI 被认为是 HCC 预后不良的独立危险因素之一。

在病理诊断中，对 HCC 标本取材通常采用 7 点基线取材方案（图 8-4）：①选取出血坏死少、组织完整的剖面，分别在 12 点钟、3 点钟、6 点钟和 9 点钟的位置上于癌与癌旁肝组织交界处取材，癌与癌旁肝组织的比例约为 1∶1；②在肿瘤无出血和坏死的部位至少取材 1 块；③对距肿瘤边缘 ≤ 1cm（近癌旁肝组织或切缘）和 >1cm（远癌旁肝组织或切缘）范围内的肝组织分别取材。

将全部组织切片内的 MVI 进行计数，并根据 MVI 的数量和分布情况进行风险分级。

M_0：未发现 MVI。

M_1（低危组）：≤ 5 个 MVI，且发生于近癌旁肝组织区域（≤ 1cm）。

M_2（高危组）：＞5 个 MVI，或发生于远癌旁肝组织区域（＞1cm）。

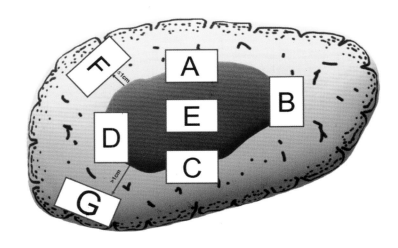

▲ 图 8-4 　肝脏肿瘤标本基线取材部位示意图

A 至 D. 分别对应 12 点钟、3 点钟、6 点钟和 9 点钟的癌与癌旁肝组织交界处；E. 肿瘤区域；F. 近癌旁肝组织区域；G. 远癌旁肝组织区域

二、影像特征与定义

影像学的发展使得术前无创性预测 MVI 成为可能。MRI 软组织分辨力强，肝胆特异性 MRI 对比剂 Gd-EOB-DTPA 及功能成像能够提供更多的病变信息。现对预测 HCC MVI 的 MRI 影像特征汇总如下。

1. 肿瘤的大小

肿瘤大小被认为是预测 HCC MVI 的主要因素之一，不同研究者对于肿瘤直径的阈值确定存在差异。但一致的认识是肿瘤直径越大存在 MVI 的风险越大，预后越差。

2. 瘤周强化

动脉期或门静脉早期肿瘤周围肝组织内出现强化，可表现为"晕"征，但并非肿瘤组织本身。目前机制尚不明确，可能的机制为：正常肝组织主要是门静脉供血，但 MVI 形成瘤栓导致肿瘤周围门静脉细小分支栓塞，相应区域出现低灌注状态，随即出现动脉高灌注补偿；也有学者认为是包膜内外门静脉与肝窦的交通所致。多个研究表明瘤周强化是 HCC MVI 的重要预测因素，甚至是一个显著因素。

3. 肝胆特异性期瘤周低信号

在 Gd-EOB-DTPA 增强 MRI 肝胆特异性期，肿瘤周围出现片状、不规则或火焰状的低信号影。机制可能为：MVI 引起肿瘤周围血流灌注的改变，瘤周肝细胞缺氧受损，导致肝细胞膜上的有机阴离子转运多肽的功能减弱，Gd-EOB-DTPA 摄取减少。尽管大部分的研究结果都证明肝胆特异性期瘤周低信号有助于预测 MVI 的存在，但尚有少数学者提出了不同的观点。

4. 肿瘤边缘不光滑

在 Gd-EOB-DTPA 增强肝胆特异期因肿瘤与周围正常肝组织有较好的对比度，可以清晰显示肿瘤边缘。肿瘤边缘不光滑是预测 MVI 的重要因素。

5. 肿瘤包膜不完整

包膜可以围绕病变大部分或全部，具有光滑、均一和清楚的边界，比肝硬化结节周围结构更厚、更明显，主要由厚层的胶原纤维和薄层的血管结构组成。在门静脉期、移行期或移行期表现为一个强化的环，部分包膜可以无强化。HCC 假包膜的存在与 MVI 的关系尚存较多争议，多数研究认为包膜完整的 HCC 发生 MVI 的概率明显小于包膜不完整的 HCC。但有关包膜完整性与 MVI 相关性的一篇 meta 分析得出的结论是：对于 HCC 的 MVI，不完整的肿瘤包膜是危险因素，而完整的肿瘤包膜可能是保护因素，缺少包膜与 MVI 并没有明显相关性。这个方面还需要进一步研究。

6. 肿瘤数目

随着肿瘤数目的增加，MVI 的发生风险增加，一般认为，肿瘤数目的超过 3 个时，MVI 阳性概率增加，但肿瘤数目不是发生 MVI 的独立危险因素。

7. 肿瘤内脂质成分

瘤内脂肪变是癌前病变向 HCC 转化的重要标志。国外学者研究显示 MRI 检测的瘤内脂肪可能提示 HCC MVI 的风险较低，因此可能提示更好的预后，但这一发现的临床价值尚不确定。国内学者分析显示瘤内是否含有脂肪与 MVI 没有关系。

影像组学人工智能的方法具有计算稳定、重复性高、不易疲劳、不干扰人的主体性等优点，为分析相关影像学特征提供了新的方向。MR 功能成像的临床应用为疾病诊断和治疗后评价提供了更加精准的量化指标。目前用于 MVI 评估中影像组学及功能成像主要有以下几方面。

(1) 影像组学（radiomics）：是一种新兴的影像分析方法，它使用一系列数据挖掘算法或高吞吐量成像功能的统计分析工具来获取预测信息，并提供量化指标。与常规的视觉图像不同，影像组学能发掘隐藏在灰度图像中的数字信息，为征象判定提供更多的帮助。使用基于 HCC 瘤内和瘤周区域定量 Gd–EOB–DTPA 增强 MRI 建立影像组学模型，可以在术前有效地预测 HCC 患者是否存在 MVI。

（2）扩散加权成像：扩散加权成像被推荐作为 Gd–EOB–DTPA 肝脏增强 MRI 的检查序列。基于单指数模型扩散加权成像的 ADC 值对 MVI 有一定的预测作用，较低的 ADC 值（阈值 $0.97 \times 10^{-3} \sim 1.22 \times 10^{-3}$）可作为预测 MVI 的因素。基于双指数扩散模型的 IVIM–DWI 通过定量评估每个图像体素中发生的微观平移运动，可以区分纯分子扩散、微循环和血液灌注，其中真实扩散系数（D 值）对 MVI 的预测价值较高，但阈值不一，文献报道 $1.02 \times 10^{-3} \sim 1.16 \times 10^{-3}$。基于组织非高斯分布的 DKI 技术，其平均峰度（mean kurtosis，MK）与 MVI 显著相关，阈值为 0.86，可能是因为肿瘤细胞簇在门静脉、肝静脉的分支中明显阻碍水的运动，从而导致微观结构水平的组织复杂性增加，最终使平均峰度参数增高。

三、MRI 病例

1. 病例 1
患者，男性，49 岁。乙肝病史 40 年，中分化肝细胞癌（图 8–5）。

2. 病例 2
患者，男性，66 岁。乙肝病史 10 年，中分化肝细胞癌（图 8–6）。

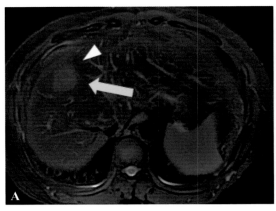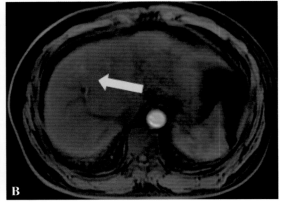

▲ 图 8–5　肝右叶 S_8 段可见形态不规则的长 T_2 信号影（黄箭），同反相位中反相位病灶信号减低，提示病变含脂质，增强动脉期不均匀强化，门静脉期退出，包膜不完整，周围可见结节样突起（白箭头），肝胆期呈明显低信号影，**DWI** 呈弥散受限高信号，**ADC** 呈低信号影。**HE** 染色（**200X**），肿瘤周边脉管内瘤栓，**MVI 1**
A. T_2WI 脂肪抑制；B. 动脉期

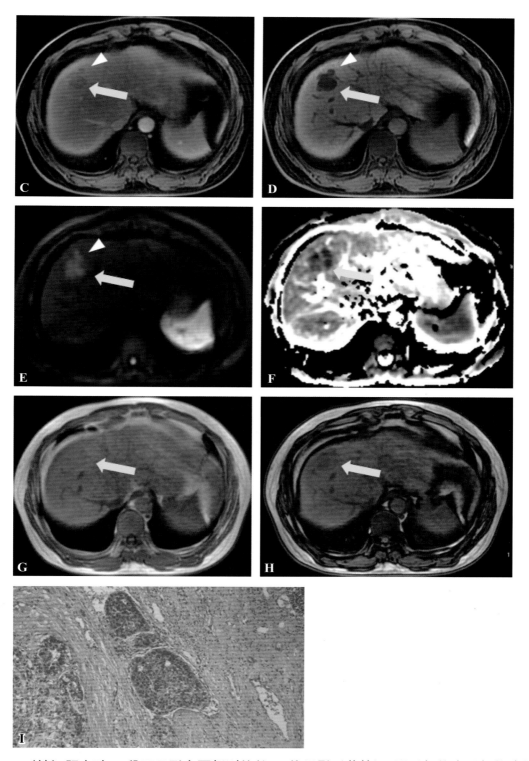

▲ 图 8-5 （续）肝右叶 S_8 段可见形态不规则的长 T_2 信号影（黄箭），同反相位中反相位病灶信号减低，提示病变含脂质，增强动脉期不均匀强化，门静脉期退出，包膜不完整，周围可见结节样突起（白箭），肝胆期呈明显低信号影，DWI 呈弥散受限高信号，ADC 呈低信号影。HE 染色（200X），肿瘤周边脉管内瘤栓，MVI 1

C. 门静脉期；D. 肝胆期；E. DWI；F. ADC；G. 正相位；H. 反相位；I. HE 染色（200X），肿瘤组织周边脉管内瘤栓

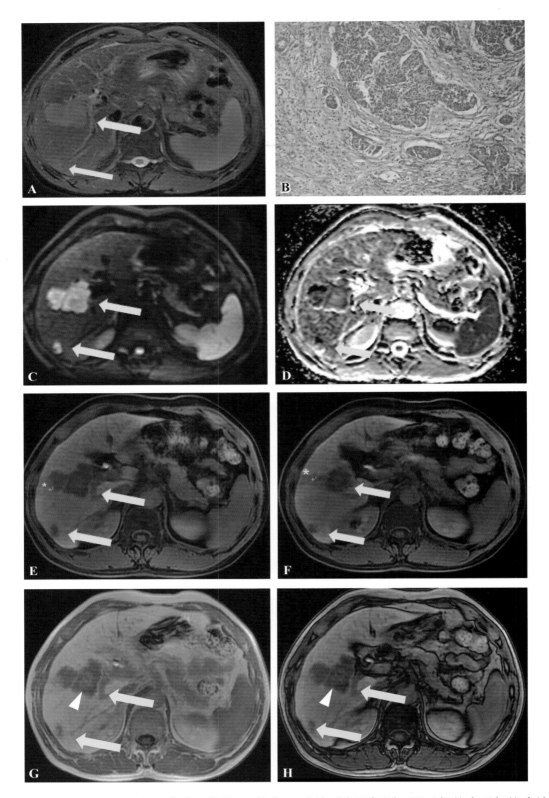

▲ 图 8-6 肝右叶可见多发病灶（黄箭），其中 S_5 病灶形态不规则，同反相位中反相位病灶局部信号减低，提示病变含脂质（白箭），肝胆期呈明显低信号影，瘤周可见片状低信号影（黄星），**DWI** 呈弥散受限高信号，**ADC** 呈低信号影。**HE 染色（200X）**，肿瘤组织周边可见多个脉管内瘤栓，**MVI 2**

A. T₂WI 脂肪抑制；B. HE 染色（200X），；C. DWI；D. ADC；E. 肝胆期；F. 肝胆期；G. 正相位；H. 反相位

四、影像表现评述与建议

MVI 是肝细胞癌不良预后的高危因素，术前进行无创性影像学预测 HCC 是否伴有 MVI 有助于临床医师选择治疗方案，改善患者的预后。对于影像学术前预测 MVI 仍存在很多的争议，肿瘤的大小，瘤周强化，肝胆期瘤周低信号以及肿瘤边缘不光滑，是预测 MVI 的相对认可的影响因素。肿瘤包膜不完整、肿瘤数目、脂质成分、影像组学及扩散成像在 MVI 预测方面的应用，还需要更多的临床试验进行验证。单一征象预测 MVI 的特异性较高，敏感性却不尽如人意，结合多种影像学特征可以提高 HCC 患者 MVI 的预测准确性。

（杨　健　张月浪　李晨霞）

参 考 文 献

[1] Ding Y，Rao SX，Chen C，et al. Assessing liver function in patients with HBV–related HCC：a comparison of T（1）mapping on Gd–EOB–DTPA–enhanced MR imaging with DWI [J]. Eur Radiol，2015，25（5）：1392–1398.

[2] Ippolito D，Famularo S，Giani A，et al. Estimating liver function in a large cirrhotic cohort：Signal intensity of gadolinium–ethoxybenzyl–diethylenetriamine penta–acetic acid–enhanced MRI [J]. Digestive and Liver Disease，2019，51（10）：1438–1445.

[3] Kudo M，Gotohda N，Sugimoto M，et al. Evaluation of liver function using gadolinium–ethoxybenzyl–diethylenetriamine pentaacetic acid enhanced magnetic resonance imaging based on a three–dimensional volumetric analysis system [J]. Hepatol Int，2018，12（4）：368–376.

[4] Verloh N，Haimerl M，Zeman F，et al. Assessing liver function by liver enhancement during the hepatobiliary phase with Gd–EOB–DTPA–enhanced MRI at 3 Tesla [J]. European Radiology，2014，24（5）：1013–1019.

[5] Yoon JH，Lee JM，Paek M，et al. Quantitative assessment of hepatic function：modified look–locker inversion recovery（MOLLI）sequence for T_1 mapping on Gd–EOB–DTPA–

enhanced liver MR imaging [J]. Eur Radiol，2016，26（6）：1775–1782.

[6] Nilsson H，Nordell A，Vargas R，et al. Assessment of hepatic extraction fraction and input relative blood flow using dynamic hepatocyte–specific contrast–enhanced MRI [J]. Journal of magnetic resonance imaging，2009，29（6）：1323–1331.

[7] Yoon JH，Choi JI，Jeong YY，et al. Pre–treatment estimation of future remnant liver function using gadoxetic acid MRI in patients with HCC [J]. J Hepatol，2016，65（6）：1155–1162.

[8] Zhu WS，Shi SY，Yang ZH，et al. Radiomics model based on preoperative gadoxetic acid–enhanced MRI for predicting liver failure [J]. World Journal of Gastroenterology，2020，26（11）：1208–1220.

[9] 中国抗癌协会肝癌专业委员会，中华医学会肝病学分会肝癌学组，中国抗癌协会病理专业委员会，等 . 原发性肝癌规范化病理诊断指南（2015 年版）[J]. 临床肝胆病杂志，2015，31（6）：833–839.

[10] Pawlik TM，Delman KA，Vauthey JN，et al.Tumor Size Predicts Vascular Invasion and Histologic Grade：Implications for Selection of Surgical Treatment for Hepatocellular Carcinoma [J]. Liver Transpl，2005，11（9）：1086–1092.

[11] Lee S，Kim SH，Lee JE，et al. Preoperative gadoxetic acid–enhanced MRI for predicting microvascular invasion in patients with single hepatocellular carcinoma [J]. J Hepatol，2017，67（3）：526–534.

[12] Matsui O，Kobayashi S，Sanada J，et al. Hepatocelluar nodules in liver cirrhosis：hemodynamic evaluation（angiography–assisted CT）with special reference to multi–step hepatocarcinogenesis [J]. Abdom Imaging，2011，36（3）：264–272.

[13] Kim KA，Kim MJ，Jeon HM，et al. Prediction of microvascular invasion of hepatocellular carcinoma：usefulness of peritumoral hypointensity seen on gadoxetate disodium-enhanced hepatobiliary phase images [J]. J Magn Reson Imaging，2012，35（3）：629–634.

[14] Wang WT，Yang L，Yang ZX，et al. Assessment of Microvascular Invasion of Hepatocellular Carcinoma with Diffusion Kurto–sis Imaging [J]. Radiology，2018，286（2）：571–580.

[15] Zhao W，Liu W，Liu H，et al. Preoperative prediction of microvascular invasion of hepatocellular carcinoma with IVIM diffusion–weighted MR imaging and Gd–EOB–DTPA–enhanced MR imaging [J]. PLo S One，2018，13（5）：e019748.

[16] Min JH，Kim YK，Lim S，et al.Prediction of microvascular invasion of hepatocellular

carcinomas with gadoxetic acid–enhanced MR imaging：Impact of intra–tumoral fat detected on chemical–shift images [J]. Eur J Radiol，2015，84（6）：1036–1043.

[17] 陈培培，陆健，张涛，等 . 钆塞酸二钠增强 MRI 对肝细胞癌微血管侵犯的预测价值 [J]. 中华放射学杂志，2019，53（2）：103–108.

[18] Zhou W，Zhang L，Wang K，et al. Malignancy characterization of hepatocellular carcinomas based on texture analysis of contrast-enhanced MR images [J]. J Magn Reson Imaging，2017，45（5）：1476-1484.

[19] Hu H，Zheng Q，Huang Y，et al. A non–smooth tumor margin on preoperative imaging assesses microvascular invasion of hepatocellular carcinoma：A systematic review and meta–analysis [J]. Sci Rep，2017Nor 13；7（1）：15375.

[20] Zhao H，Ding WZ，Wang H，et al. Prognostic value of precise hepatic pedicle dissection in anatomical resection for patients with hepatocellular carcinoma [J]. Medicine（Baltimore）. 2020，99（10）：e19475.

[21] Zhu F，Yang F，Li J，et al. Incomplete tumor capsule on preoperative imaging reveals microvascular invasion in hepatocellular carcinoma：a systematic review and meta–analysis [J]. Abdom Radiol（NY），2019，44（9）：3049–3057.

[22] Granata V，Fusco R，Setola SV，et al. Microvascular invasion and grading in hepatocellular carcinoma：correlation with major and ancillary features according to LIRADS [J]. Abdom Radiol（NY），2019，44（8）：2788–2800.

[23] Feng S T，Jia Y，Liao B，et al. Preoperative prediction of microvascular invasion in hepatocellular cancer：a radiomics model using Gd–EOB–DTPA–enhanced MRI [J]. European Radiology，2019.

[24] Yang C，Wang H，Sheng R，et al. Microvascular invasion in hepatocellular carcinoma：is it predictable with a new，preoperative application of diffusion–weighted imaging? [J]. Clinical Imaging，2017，41：101–105.

[25] Alejandro Forner，María Reig，Jordi Bruix . Hepatocellular carcinoma [J]. Lancet，2018，391：1301–1314.

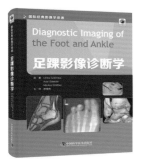

定　价：178.00 元

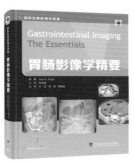

定　价：178.00 元

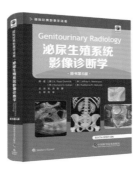

定　价：248.00 元

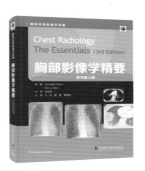

定　价：248.00 元

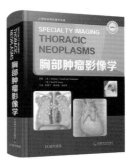

定　价：398.00 元

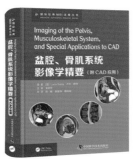

定　价：298.00 元

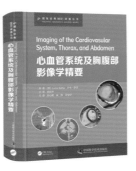

定　价：348.00 元

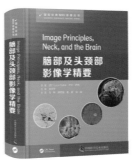

定　价：428.00 元

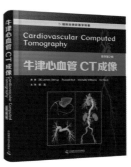

定　价：168.00 元

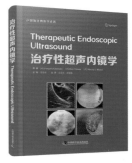

定　价：168.00 元

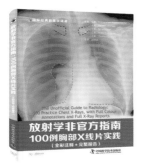

定　价：98.00 元

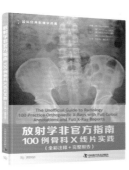

定　价：98.00 元

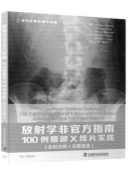

定　价：98.00 元

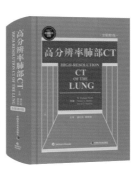

定　价：295.00 元

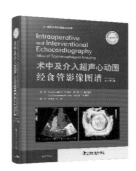

定　价：398.00 元

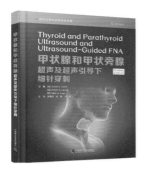

定　价：198.00 元

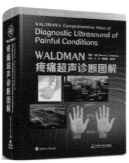

定　价：598.00 元

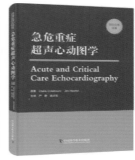

定　价：80.00 元

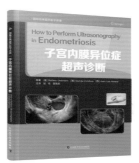

定　价：128.00 元

扫我购买
出版社官方微店